JN260426

専門看護師の思考と実践

監修 井部俊子・大生定義
編集 専門看護師の臨床推論研究会

医学書院

専門看護師の思考と実践

発　　行	2015年 6 月15日　第 1 版第 1 刷Ⓒ
	2023年12月15日　第 1 版第 5 刷

監　修　井部俊子・大生定義

編　集　専門看護師の臨床推論研究会

発行者　株式会社　医学書院
　　　　代表取締役　金原　俊
　　　　〒113-8719　東京都文京区本郷 1-28-23
　　　　電話　03-3817-5600(社内案内)

印刷・製本　アイワード

本書の複製権・翻訳権・上映権・譲渡権・貸与権・公衆送信権(送信可能化権を含む)は株式会社医学書院が保有します．

ISBN978-4-260-02400-6

本書を無断で複製する行為(複写，スキャン，デジタルデータ化など)は，「私的使用のための複製」など著作権法上の限られた例外を除き禁じられています．大学，病院，診療所，企業などにおいて，業務上使用する目的(診療，研究活動を含む)で上記の行為を行うことは，その使用範囲が内部的であっても，私的使用には該当せず，違法です．また私的使用に該当する場合であっても，代行業者等の第三者に依頼して上記の行為を行うことは違法となります．

JCOPY〈出版者著作権管理機構　委託出版物〉

本書の無断複製は著作権法上での例外を除き禁じられています．複製される場合は，そのつど事前に，出版者著作権管理機構(電話 03-5244-5088，FAX 03-5244-5089，info@jcopy.or.jp)の許諾を得てください．

はじめに

　本書は，各領域で活躍する専門看護師が持ち寄った実践報告であり，専門看護師が現場のある場面を切り取って何を考え，どう行動したかをできるだけ精緻に記述した事例集である。

　臨床実践は常に理論よりも複雑で，理論だけでは把握できない数多くの現実を突きつけてくる。経験を積んだ看護師にとって，この臨床と理論のかけあいこそが理論の改良を可能にする[1]。さらに，達人看護師がみせるホリスティック(全体的)で，すばやい意思決定を説明するには，看護過程や意思決定分析だけでは限界がある。すぐれた実践の前後関係や実際の意図，解釈も含めずには，職務の難しさや相対的な重要性，関連する局面，熟練した実践の成果などを適切にとらえることはできない[2]。

　ベナーらの研究において，臨床的推論とは，特定の患者や家族について推移を見通すこと(reasoning-in-transition)であるとしている。推移を見通すことは，常に変化する終わりのない臨床状況における実践的推論のことであるとしたうえで，次のように説明している。

　つまり，実践的推論とは，人の理解をもっとすぐれたもの，あるいは明瞭なものへと変化させ，矛盾や混乱を来す不十分な理解からよりすぐれた理解へと変化させることによって，間違いが少なくなり，自分の能力に対する自信が強まり，自分の限界が明らかになる。さらに，臨床家は，連続性や発展性・変化・わずかな違い(ニュアンス)が考慮されるような，動画にも似た推論技能を磨かねばならない。そのためには，時間

の経過に応じたナラティブな理解が求められる。それによって，患者の様態の変化に即した理解が増加したか減少したかを臨床家が判断できるからである，と指摘している[3]。

一方，生理学的なメカニズムやパスウェイを明らかにする基礎科学の推論は，大きな集団にとっての予後ないし結果に関する一般化されたデータよりも，個別の患者にあてはめるのは容易であるとしたうえで，形式的かつ基準に基づく推論は，推論としては「スナップ写真」に類するものに過ぎないという[4]。

ここで，物事をきわめて単純化して論じると，専門看護師が行なっている臨床推論は「動画」的推論であり，医師が行なう臨床推論は「スナップ写真」的推論であるという仮説をおくことができる。

本書で展開される専門看護師たちの思考と実践事例は，専門看護師が直面した臨床状況の「動画」を少し止めてナラティブに記述し，そこで展開された実践的推論を記述するものである。

卓越した臨床家は，個別の患者がどのような臨床状況を示すかに応じて適切な処置を開始するためには，「いつ」「どのように」すべきかを知らなければならない。この種の実践的推論は終わりなく継続されていく[5]。

専門看護師の思考と実践のプロセスを記述することは，知識変換プロセスにおける暗黙知の表出化である。しかしながら，暗黙知が暗黙知であるがゆえにその記述は困

難な作業でもある。専門看護師が行なっている思考と実践を臨床推論モデルとして提示するにはさらなる吟味が必要である。暗黙知は連結化されて形式知となり，組織的知識創造に貢献する。専門看護師の思考と実践を理論化し，知を体系化していくために，看護管理者には，専門看護師の知のプロデューサーとして，彼女たちの活用を組織化していく役割が期待される。

　2015年初夏　　　　　　　　　　　　　　　　　　　　　　　　　　　　井部俊子

【引用・参考文献】
1) パトリシア・ベナー著，井部俊子監訳：ベナー看護論──初心者から達人へ(新訳版). 30, 医学書院, 2005.
2) 前掲書1). 31-32.
3) パトリシア・ベナー他，井上智子監訳：ベナー　看護ケアの臨床知──行動しつつ考えること. 15, 医学書院, 2005.
4) 前掲書3). 16.
5) 前掲書3). 17.

CONTENTS

はじめに—iii
執筆者一覧—viii

序章　専門看護師に共通する6つの能力—2

第Ⅰ章　俯瞰的視点

CASE 1—12
患者に残された時間の
コーディネーション
長谷川久巳［がん看護専門看護師］

CASE 2—18
専門看護師が決断した最良の
方策は主治医の交代であった
長谷川久巳［がん看護専門看護師］

CASE 3—26
母親が子どもにしたいことを
実現する
ベッド上で行なわれた卒園式・入学式
渡邊輝子［小児看護専門看護師］

CASE 4—31
バッドニュースを伝える技
患者の意向と家族の歴史から
病名告知の意味をとらえ直す
中山祐紀子［がん看護専門看護師］

CASE 5—39
手のかかる患者の受け入れに
伴う「チームの不安」と向き合う
荒井知子
［急性・重症患者看護専門看護師］

第Ⅱ章　専門的な臨床判断と実践力の融合

CASE 6—46
患者の「ふみとどまる力」を支える
宇都宮明美
［急性・重症患者看護専門看護師］

CASE 7—52
破水から35時間，妊婦・胎児の
もつ力を見積もり，引き出す
瀧　真弓［母性看護専門看護師］

CASE 8—58
症状の背景にある要因を
見極める
白井教子［精神看護専門看護師］

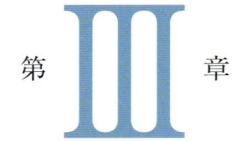

第Ⅲ章　実践のリフレクション

CASE 9—64
スピリチュアルペインに寄り添う
看護師へのコンサルテーション
梅田　恵［がん看護専門看護師］

CASE 10—69
褥瘡に悩まされた
高齢認知症末期の緩和ケア
ケアする看護師の不全感と向き合う
塩塚優子［老人看護専門看護師］

CASE 11—76
母親の終末期に，
家族の強みを引き出す支援①
医療者の思いと現状のずれを修正し，
家族支援の目標を立てる
髙見紀子［家族支援専門看護師］

表紙・本文デザイン／文京図案室
制作協力／歌川敦子

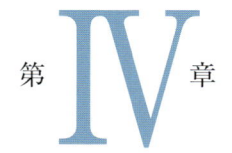

第IV章 患者との治療的パートナーシップの形成

CASE 12 — 84
母親の終末期に，
家族の強みを引き出す支援②
個々の家族に意図的に介入し，
残された時間を家族で過ごす
髙見紀子［家族支援専門看護師］

CASE 13 — 91
患者の「拒否」をほどいて
治療に「つなぐ」
梅田　恵［がん看護専門看護師］

CASE 14 — 96
掘り下げて聴くことで見えてくる
女性のニーズと看護
瀧　真弓［母性看護専門看護師］

CASE 15 — 103
パニック状態に伴う
不安のアセスメントと対応
白井教子［精神看護専門看護師］

CASE 16 — 109
慢性疾患患者が
ふらっと訪れる看護外来
「ねばならない」からの解放
米田昭子［慢性疾患看護専門看護師］

CASE 17 — 116
自閉症の子どもの
プリパレーション
手術に向けた柔軟な関わりによる調整
渡邊輝子［小児看護専門看護師］

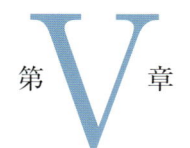

第V章 実践の方向性を決めるエビデンスと研究結果を状況に投入

CASE 18 — 124
人工呼吸器離脱困難者が
歩行する
宇都宮明美
［急性・重症患者看護専門看護師］

CASE 19 — 130
急性状態にある
精神疾患患者への
治療様式としての
「接近法と全身清拭」
大橋明子［精神看護専門看護師］

第VI章 多様な健康・疾病マネジメント

CASE 20 — 138
高血糖状態にあるがん患者への
「あえて食べること」の選択
米田昭子［慢性疾患看護専門看護師］

CASE 21 — 144
がん末期患者の「家に帰りたい」
思いを叶えるための調整力
田代真理［がん看護専門看護師］

CASE 22 — 150
認知症高齢者の
「食べる」楽しみを支える
塩塚優子［老人看護専門看護師］

CASE 23 — 156
終末期の患者の希望を
「カシオペア」に乗せて
中山祐紀子［がん看護専門看護師］

CASE 24 — 162
医療拒否の患者の意思を
尊重し，皆が納得する
尊厳ある死を迎えるための調整
佐藤直子［在宅看護専門看護師］

終章　専門看護師の思考と実践の特徴 — 170
おわりに — 177

執筆者一覧

監修

井部俊子
株式会社井部看護管理研究所
聖路加国際大学名誉教授

大生定義
特定医療法人新生病院名誉院長・執行理事
日本医科大学客員教授・横浜市立大学医学部臨床教授

執筆(五十音順)

荒井知子
杏林大学医学部付属病院
急性・重症患者看護専門看護師(2007年認定)

宇都宮明美
関西医科大学大学院看護学研究科治療看護分野クリティカルケア看護学教授
急性・重症患者看護専門看護師(2005年認定)

梅田 恵
ファミリー・ホスピスケア株式会社ホスピスケア部長
がん看護専門看護師(2000年認定)

大橋明子
前聖路加国際大学看護学部精神看護学
精神看護専門看護師(2006年認定)

佐藤直子
東京ひかりナースステーションクオリティマネジメント部部長
在宅看護専門看護師(2012年認定)

塩塚優子
元青梅慶友病院元ケアマネジメント室長
老人看護専門看護師(2009年認定)

白井教子
北里大学病院看護部
精神看護専門看護師(2003年認定)

髙見紀子
北里大学病院トータルサポートセンター
家族支援専門看護師(2008年認定)

瀧 真弓
東京都立大塚病院看護部看護支援部門 助産師
母性看護専門看護師(2007年認定)

田代真理
JCHO東京新宿メディカルセンター
がん看護専門看護師(2005年認定)

中山祐紀子
越川病院看護部看護師長
がん看護専門看護師(2009年認定)

長谷川久巳
元虎の門病院看護部次長
がん看護専門看護師(2002年認定)

米田昭子
山梨県立大学看護学部成人看護学教授
慢性疾患看護専門看護師(2004年認定)

渡邊輝子
済生会横浜市東部病院看護部長
小児看護専門看護師(2002年認定)

序章　　　専門看護師に共通する
　　　　　6つの能力

序章

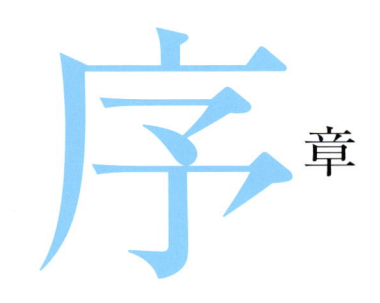

専門看護師に共通する6つの能力

　専門看護師(CNS)は，その実践事例において，専門看護師に課せられた役割(実践・コンサルテーション・コーディネーション・倫理調整・教育・研究)を実践するために，共通の能力を発揮している。それは俯瞰的視点，専門的な臨床判断と実践力の融合，実践のリフレクション，患者との治療的パートナーシップの形成，実践の方向性を決めるエビデンスと研究結果を状況に投入，多様な健康・疾病マネジメントの6つの能力である。

　専門看護師は，その活動に際して，この能力を単独で使用する場合もあれば，複合的に使用し，相談と教育，調整と実践などのように多様な役割を患者・家族，看護師や医療職者，あるいはシステムに働きかけている。

　以下に，その能力の顕著な事例を示し解説し，第Ⅰ章以降の導入としたい。

Ⅰ. 俯瞰的視点

　俯瞰的視点とは，患者・家族の表出している問題を多方向から1つひとつを分析するのではなく，全体を丸ごととらえ，問題自体をとらえ直す見方といえる。また，専門看護師は看護師と他の医療者の関係性，看護師を含む医療システムをグループダイナミクスとしてとらえ，調和を優先した介入を行なっている。

　専門看護師は俯瞰的視点によって患者・家族にとって望ましい結果を導き出し，か

つ事象に関わる医療者の満足感も向上させ，コンフリクトを回避している。つまり，患者・家族・医療者を把握することだけにとどまることなく，俯瞰的視点をもって事象を概観し，全体の方向性を検討することで，既存の実践や現れている現象のみにとらわれることのない方略を選択している。

事例1の「患者に残された時間のコーディネーション」では，専門看護師は患者のつらさの表現が増加していることを察知し，患者の予後予測(週単位であること)を推論すると同時に，病棟看護師の患者の予後に対する判断(予後よりも精神的なつらさを中心にとらえ，対応に悩み，客観的にとらえることができなくなっている)をアセスメントしている。そして，患者の状態を的確にとらえるアセスメントを行ない，患者の語りに耳を傾け，患者に必要なケアの検討を行なっている。

一方で，患者の言葉の意味を慮ることができるような看護師のケア提供態勢を整える必要性に気づき，患者と病棟看護師間のコーディネーションを実践していた。患者と患者を取り巻く状況を概観し，今必要な直接的アプローチと間接的アプローチでケアの再構築を図っていた。

専門看護師は専門性を活かし，病状の変化，症状の出現から予後をアセスメントしている。また，カンファレンスで医療チームが患者の予後を客観的にアセスメントできなくなっている看護師の情緒面に共感し，予後が短いことを共有し，ケアの方向性を明確にしていくのを支援している。

事例4の「バッドニュースを伝える技」では，患者への病名告知をしたくないという家族の考えが優先され，患者の病名について知りたいという気持ちが蔑ろにされ，苦痛の持続，医療者への不信感などにより，患者は入院治療に満足できない状況であった。専門看護師は，家族の強い告知拒否から家族の抱える課題や問題を包容力をもって拾い上げている。

また，専門看護師は医師・看護師が現在の状況が必ずしも患者の益にはなっていないと感じながらも，解決の糸口がつかめない閉塞感を感じていると判断した。双方に広がる不全感を誰もがオープンに話せる(語れる)環境をつくっていくことで，家族と患者，患者と医療者の溝を埋めていった。

このように専門看護師は，事例に登場する患者や看護師を個別にアセスメントするだけでなく，全体を俯瞰することにより，支援の方向性と方略を検討していた。

専門看護師は，患者・家族・医療者間の治療・ケアに対する相違がどこにあるのかを考え，記録や申し送りの内容から患者にとって望ましい治療とケアが提供されているのかを評価し，患者の満足できない要因，患者に真実を伝えたくない家族の理由，医療者の戸惑いを明らかにし，問題を整理している。そして，医療者には困っていることを表出してよいこと，患者の苦痛に焦点を当てた関わりの必要性を提案している。さらに医療者が抱える困難を認め合い，語り合うことを促すことで，医療者の不全感をも解く実践を行なっていた。

Ⅱ. 専門的な臨床判断と実践力の融合

　臨床判断とは，多様な臨床症状やデータを統合し解釈する能力といわれている。専門看護師は患者の変化をエビデンスや生体機序，薬物効果などの知識をベースに，1つの反応や異常値のみに着目するのではなく，多角的な情報を関連させて判断し，実践へとつなげている。また，実践では的確なタイミングでケアを実施し，患者のリスクコントロールや早期回復への援助という患者のQOL向上の効果をもたらしている。

　専門看護師は，専門領域特有の身体評価やデータ収集を行ない，患者の表現する症状をマッピングするというアセスメントを行なうことで，介入すべき課題を焦点化し，課題解決のための実践計画を立て実施している。これは専門看護師1人の実践ではなく，周囲の医療者を巻き込みながら効果的に協働していくものである。

　事例6の「患者の『ふみとどまる力』を支える」では，大動脈弁置換術後の高齢患者に対する再挿管回避の援助である。専門看護師は，抜管後からの呼吸状態を呼吸様式，体位，会話の内容から急性心原性肺水腫の可能性を考え，苦痛が高齢者に与える影響をアセスメントしている。そして，呼吸筋疲労のサインを認めるや否や医師と協議し，エビデンスに基づき，タイミングを逸することなくNPPVを導入することで，急性心原性肺水腫とせん妄を予防していた。

　また，術前の心機能評価，人工呼吸器からの離脱に伴う静脈還流の変化の予測，呼吸筋疲労を経時的に評価・判断している。この実践力が患者の早期回復を促進している。

　専門看護師は，患者の心不全症状の変化を経時的かつケアの変化に応じてアセスメントをしていた。そこには術前の心機能データから術後心不全をきたしやすいという予測と，手術侵襲による生体反応の知識が存在する。また，安楽な呼吸を促進するポジショニング，心不全が悪化した際のNPPVの使用など，エビデンスに基づいた実践の方向性が示されている。その実践をベッドサイドの看護師や医師と共有することで，リスク管理とチーム医療を推進していた。

　事例8の「症状の背景にある要因を見極める」では，60代の子宮がん再発の術後患者にパニック様の症状があり，1人でいると落ち着かないと訴えている。そのため，ベッドサイドを離れることが困難であるとの病棟看護師からのコンサルテーションを受けるところから，患者との関係がスタートしている。専門看護師は看護師からの情報提供のあと，看護記録，カルテ，検査データから不安の要因を精神的なものだけでなく，身体的要因，薬剤の影響も含めて広い視野でアセスメントを行なっていた。そして，患者との面談で患者の症状は制吐剤によるアカシジアだと判断し，医療者には向精神薬の効果を待つこと，制吐剤の使用は避けることを伝えている。また，家族には患者に安心感をもつような働きかけをするよう伝えている。

専門看護師は，コンサルテーション時の情報だけで不安への介入をするのではなく，専門性の高い情報収集で患者の要因の絞り込みを行なっていた。専門的な臨床判断と実践力とは，患者の変化をエビデンスや生体機序，薬物効果などの知識をベースに，1つの反応や異常値のみに着目するのではなく，多角的な情報を関連させて実践へとつなげていた。

Ⅲ．実践のリフレクション

　看護師は患者や家族にコミットするあまり，自身の価値観でケアを実践し，治療が停滞しているときは医師との間でジレンマを抱き，過剰な責任を感じてしまう場合がある。これらは看護師のケア困難感や不全感を引き起こし，負のスパイラル（ケアの停滞）を招きかねない。実践のリフレクションとは，コミットして視野が狭くなった看護師に対して，異なった視座やフレームワークを示すことで，提供されている看護実践や看護師自身の思考を否定することなく，ケアの方向性を見直すことやケア内容を多様にしていく作業である。リフレクションは患者や状況を深く理解するうえでも重要であり，事例の積み重ねや分析が看護の広がりとエビデンスの構築につながる。

　事例10の「褥瘡に悩まされた高齢認知症末期の緩和ケア」では，80代後半のアルツハイマー型認知症の患者は，陳旧性脳梗塞で両上肢の拘縮と筋緊張が強いため，左前腕外側に褥瘡が発生したとの報告を受け，専門看護師が状態やケアを確認するため病棟を訪問したことから，病棟看護師との関係がスタートしている。

　患者は上肢の拘縮と筋緊張のため，左前腕が肋骨に接触しており，不随意運動も認められることから摩擦とずれによる褥瘡であることが明らかであった。しかし，病棟看護師による患者に対してのスキンケアや整容は丁寧に実践され，看護師長や看護師の会話からも患者を大切に思う気持ちが理解できた。栄養状態も今以上の改善は期待できないことから，褥瘡を改善することは非常に困難であるが，認知症の終末期および老衰の過程が穏やかに経過しているため，褥瘡の根治にこだわらず今までのケアを継続し，新たな苦痛を発生させないことが重要課題と，専門看護師は判断している。

　一方で，褥瘡をつくらない，褥瘡を治すというケアを実践してきた看護師は，治らない褥瘡の存在は自分たちのケアの不備であると責任を感じる傾向にあることも考えられた。このため，今までのケアを否定することなく，最善のケアを上回る患者の状態を認知したうえで，これまでのケアの価値を保証し，日々の生活ケアを丁寧に行なうことの重要性を伝えていた。

　専門看護師は，患者は認知症末期状態と判断し，そこから褥瘡が治癒しないであろうことを予後予測した。そして，現在実施されている整容・皮膚の保湿・リネンの清潔・苦痛緩和を考慮した治療やケアの検討，およびこれまでの経過を大事にしたケアを変わらず提供していくことの有用性を伝えた。さらに，看護師の罪悪感や不全感

の価値変容を図ることで，今後も続く高齢者ケアの価値を保証していった。

事例 11 の「母親の終末期に，家族の強みを引き出す支援①」は，40 代前半の肺がん，脳転移，肝転移の患者・家族に対し，医療者は子どものためにも患者の残された時間を後悔のないようにしたいと考えているが，患者・家族の情報をつかみきれず，介入方法について専門看護師にコンサルテーションがあった事例である。

専門看護師は医療者の思いには理解を示すものの，患者や夫の思いが記録にないこと（表出されていないこと）から，家族の情報を整理したあと，患者，夫，夫婦間のニーズを段階的に引き出すことを優先課題とした。医師への調整，医療者間のカンファレンスを実施し，患者・家族の背景や家族の価値観を医療者が共有できるように働きかけていた。そして，家族の示す反応や言動から家族の価値観を医療者に気づいてもらうことで，医療者の価値観を押しつけず，家族の意思を尊重した介入とは何かを伝えることに成功している。

専門看護師は看護師の思いが先行し，患者と家族の真意が理解されていない状況に目を向けた。患者・夫のニーズがわからないまま，未成年の子どもたちに焦点が当てられている現状を察知し，医療者に段階をふんだケアへ転換する方向性を示した。また，看護師と家族の会話を「雑談」ではなく，患者や家族を知る重要な会話であると伝えていった。そしてカンファレンスだけではなく，家族を支援する体制に医師も巻き込むことで医療者全体に家族ケアを再構築していった。

Ⅳ．患者との治療的パートナーシップの形成

治療的パートナーシップとは，患者が円滑に治療過程をたどることを促進するための援助だけではなく，患者・家族の価値・信念を知り，自分で選択できるような情報提供，意思決定の支援，患者の意向が反映されたケア計画を遂行するものである。自らの思考や価値を表現することが困難で，看護師からは理解できないととらえられがちな患者に対して，その背景にある生活や生き方，価値観を受け入れ，そのスタイルを尊重しながらのコミュニケーションや安全，安心をもたらすケアリングを実践している。

また，専門看護師の役割として示される実践は，常にコーディネーションとともに教育的行為を内包している。

事例 13 の「患者の『拒否』をほどいて治療に『つなぐ』」では，乳房の異変に気づきながら 1 年間も受診せず，1 人で不安を抱え込む患者を，否定せず受容することで医療機関とのつながりをもたせ，がん治療のために継続的な外来受診を続けることを目標とした関わりをしている。

専門看護師は，受診時の患者の抱える抵抗感を和らげ，誤解や心理的な反応による不利益を回避するため，患者の反応に合わせた情報提供や治療選択への支援をする関係性の構築を実践していた。患者の否認や治療への無理解，医療者とのコミュニケーショントラブルで，対応が困難な患者としてのレッテルを貼られてしまいそうな

患者の自尊心を守ることで，患者との関係性が維持され治療継続が可能となった。

　患者を病者としてではなく，さまざまな価値観をもつ人，さまざまな環境で生活する「ひと」として受け止め，パートナーとしてスタートすることで，患者の自己決定を促す実践が可能になった。

　専門看護師は，患者のパーソナルエリアに侵入されることへの抵抗感を和らげながら，乳がん治療についての誤解や抵抗感につながる要因を探り，診療や看護師の関与に対して同意を得ていくプロセスを大切にしていた。パートナーシップの基本は，患者の自尊心を多職種を巻き込みながら守る実践であった。

　また，事例17の「自閉症の子どものプリパレーション」では，縦隔腫瘍の診断を受け，手術を受ける自閉症患児の母からの入院治療に対する不安の訴えから関係がスタートする。専門看護師は患児の受診時の様子から，知的障害はあるが自分で行動ができることの可能性と，病院という非日常的な環境での混乱を予測し，すべてにおいてリハーサルが必要であると判断をし，他部門〈看護師（ICU・病棟・手術室），医師，臨床検査技師，CLS〉や担任教師，母親を巻き込んで調整をしていった事例である。

　専門看護師は，患児のコミュニケーションスタイルを理解し活用していく。このことは，患児の精神的安定や安全に手術を受けることができるというゴールだけでなく，患児の母親の不安の解消と母親の治療参画にもつながっていった。

　患者との治療的パートナーシップの形成は，すなわち家族とのパートナーシップ形成ともいえる。患者の治療プロセスを円滑にするためには，家族の支援が必須である。そのため，患者と家族を切り離して対応するのではなく，1つのユニットとしてパートナーシップを構築していった。

V. 実践の方向性を決めるエビデンスと研究結果を状況に投入

　看護実践が難渋したときに，患者へのケアの変更や修正を検討するが，そこにガイドラインを含むエビデンスや研究成果を用いる姿勢が，専門看護師のケア検討の重要な部分を占める。実践の方向性を決めるエビデンスと研究結果を状況に投入することは，看護ケアに広がりを与え，柔軟な対応を可能にしていく。

　エビデンスや研究成果と臨床をつなぐ役割が専門看護師にはあり，状況に応じて研究を応用し，個別性の高い看護実践を可能にしている。このケアの成果は患者のゴールを達成するだけではなく，患者を取り巻くシステムの変革，看護師の能力の向上を可能にしている。このため，専門看護師にはたゆまない学習と研究活動が求められる。

　事例18の「人工呼吸器離脱困難者が歩行する」は，食道がんの術後肺炎のため，人工呼吸管理をされていた患者の人工呼吸器離脱に向けた援助である。人工呼吸器の設定変更に難渋する患者に対して，酸素化能力，換気能力から肺機能を分析していき，呼吸筋群の脆弱さ，患者との面談で人工呼吸器への依存が明らかになっ

ていく。ここで専門看護師がとった方略は，チーム医療の推進である。

近年，多職種連携による成果のエビデンスが明らかになっているが，ここでは多職種が連携することで人工呼吸器を装着したままの歩行訓練を可能にしていった。患者を取り巻く医療者の専門性の和ではなく，相乗効果が人工呼吸器離脱という成果を導き出している。

専門看護師は，人工呼吸器離脱困難の原因が分泌物過多と呼吸筋の脆弱さであると推察し，研究結果の応用として，呼吸・循環の安定を第一にしながら人工呼吸器装着下での歩行による呼吸リハビリテーションを提案した。この提案に際して，安全管理の点から多職種連携の重要性を関係職種とカンファレンスを通して共通認識し，共通のゴールをもつことでコラボレーション（協働）を成功させていった。

事例 19 の「急性状態にある精神疾患患者への治療様式としてのアプローチと全身清拭」では，20 代の妄想型統合失調症で攻撃性，暴力のリスクが高く，四肢・体幹を拘束されて入院した患者が対象である。入院当初より対応に多人数を要し，看護師からは「鎮静していないとケアができない」「怖い」などの発言が見られた。このような患者に対して，専門看護師は日本精神科救急学会のガイドラインで示されているディエスカレーション法という心理的介入を用いて，患者への接近を図っていった。患者の反応を 1 つひとつ確かめながら，身体への接触前に必ず説明し，曖昧な表現は避け，身体に触れることが最も厳しい患者の全身清拭を実施した。

幻覚・妄想が激しい患者に対しては，不要な接触を避けるのが原則である。この患者の整容ではその原則を維持し，冷静に患者の反応を見極め，患者の息づかいにも気を配るような緊張感のなかで，声をかけタイミングを見計らいながら，患者のパーソナルスペースに入っていく。エビデンスをベースにして，看護特有のアートを存分に発揮した実践である。

専門看護師は患者が重症で幻覚・妄想が主症状であり，暴力リスクが高いことを念頭におき，ケア時に看護師と同行し，安全な距離を測りつつ近づき，ケアの意図を説明しながら，安楽で快適な刺激となるケアの提供をモデルとして実践した。

これは，身体拘束をはずせない，点滴治療しかないという看護師の考え方を否定，非難せず，別の方法で成功を提示することで新たな実践の方向性を示していった事例である。

Ⅵ. 多様な健康・疾病マネジメント

専門看護師は患者や家族との会話のなかから，患者の意向や希望を読み取り，それを叶えるように環境やケアの方向性を修正していく。これは意思決定支援のケアの 1 つといえる。意思決定支援とは，患者や家族が物事を決めるときに，患者や家族の意向をただ聞くのではなく，患者の意思決定能力をアセスメント（意思決定ができない場合には代理意思決定者と相談）しながら，情報を提供し自律を促し，意思決定時には意思

決定者を支えるケアを実践する遂行力も含まれる。

　患者の決定はその価値観に大きく影響される。そのため，患者の意向は画一的ではない。また，患者への生活や健康に対する理解の深さが，病院や医療の場にとどまらず，患者・家族のQOL向上へ貢献することにつながる。専門看護師は患者の意向に対応し，専門看護師の思考や実践を多様に変化させて，患者や家族のQOLや価値観を尊重した治療・療養環境をつくり出す。

　事例21の「がん末期患者の『家に帰りたい』思いを叶えるための調整力」では，70代胃がん，肝転移で終末期の患者の在宅ケアへの移行支援のため，退院前から関わりが始まっている。家族だけが予後告知をされている状況のなか，患者は猫の世話などを自宅ですることを楽しみにしている一方で，同居の娘の役割緊張を専門看護師は察している。

　退院の日に自宅を訪問し，患者の日常生活行動による苦痛の増強がないかをアセスメントし，娘の不安な気持ちを傾聴し，労をねぎらいながら，専門看護師たちが娘も含めて支援していくと伝えている。具体的には患者の苦痛緩和や娘の介護のしやすさのために，患者のベッドを1階に移動することを提案している。患者だけでなく，娘の希望も確認しながら，在宅療養が継続できることを目標に無理のない，折り合いをつける調整を行なっていた。

　在宅療養では患者と家族の思いを大切にしながら，医学的にベストを選択するのではなく，患者や家族のセルフケア能力をアセスメントし，患者や家族と相談しながら医学的にはベターであっても折り合いをつけていくことが必要となる。在宅看護にスタンダードはなく，患者，家族，状況を医療者が判断するのではなく，当事者と一緒に模索しながら療養方法をつくり上げている。

　専門看護師は，患者は家に帰りたいが娘の不安が強く，在宅療養に対する娘の覚悟が決まらなければ在宅療養の継続は困難と判断し，娘へのサポートを行なうよう方向性を決定している。叔母との調整など，娘が1人で問題を抱え込まないように支援し，娘が負担感なく在宅介護ができるよう訪問看護スケジュールや福祉器具の使用を提案している。そして，患者・家族の多様性に臨機応変に対応し，無理のない在宅でのエンド・オブ・ライフ・ケアを提供していった。

　事例23の「終末期の患者の希望を『カシオペア』に乗せて」では，60代の胸膜中皮腫終末期患者が旅行を希望していると困惑した様子で看護師が相談してきたことから，専門看護師との関係がスタートしている。患者との面談から，旅行が望郷の気持ちと妻への感謝の気持ちを伝えるものであるということを知り，身体評価を実施し，短期間の旅行なら可能であると専門看護師は判断する。

　医師・病棟看護師にも患者の思いを伝え，チーム間の調整を図り，患者と妻には旅行中のリスクと対応方法，バックアップ体制づくり，旅行中に急変した場合に備え，診療情報提供書を携帯することを指導し，旅行という夫婦の最後の希望を叶えていった。希望を支えることが患者の最後まで生き抜く支援になるとの考えから，「終末期の

患者に旅行なんて」という医療者の価値観で患者の希望を奪うことのないよう調整を行なっていた。

　専門看護師は，患者の北海道旅行に対する思いとその意味を理解し，医療チームが患者の希望である「北海道旅行」に託す思いを受け止め，最期まで生き抜けるように支援することがエンド・オブ・ライフ・ケアであると考え，医療チームに対しては患者の代弁者となり，医療者とディスカッションを繰り返し行なっていった。医療者が考えるエンド・オブ・ライフ・ケアではなく，患者の意向を汲み取りながら柔軟な治療・退院計画を立てることが患者のQOLを高める結果につながっている。

　専門看護師は判断しつつ実践し，その実践を通して判断をしている。この実践の能力として，俯瞰的視点，専門的な臨床判断と実践力の融合，実践のリフレクション，患者との治療的パートナーシップの形成，実践の方向性を決めるエビデンスと研究結果を状況に投入，多様な健康・疾病マネジメントという6つを抽出した。このような能力に基づいた実践は，患者や家族，看護実践や看護師の能力，医療システムに望ましい変化をもたらしている。

第 I 章

俯瞰的視点

　俯瞰的視点とは，患者・家族の表出している問題を多方向から1つひとつを分析するのではなく，全体を丸ごととらえ，問題自体をとらえ直す見方といえる。また，専門看護師は看護師と他の医療者の関係性，看護師を含む医療システムをグループダイナミクスとしてとらえ，調和を優先した介入を行なっている。

　専門看護師は俯瞰的視点によって患者・家族にとって望ましい結果を導き出し，かつ事象に関わる医療者の満足感も向上させ，コンフリクトを回避している。つまり，患者・家族・医療者を把握することだけにとどまることなく，俯瞰的視点をもって事象を概観し，全体の方向性を検討することで，既存の実践や現れている現象のみにとらわれることのない方略を選択している。

I 俯瞰的視点　CASE 1

患者に残された時間のコーディネーション

☑ 実践
☑ コンサルテーション
☑ コーディネーション
☐ 倫理調整
☐ 教育
☐ 研究

がん看護専門看護師
長谷川久巳

　専門看護師の役割機能の1つに「コーディネーション」がある。この事例は，そのコーディネーションの様相と本質を伝えている。
　患者が死亡するおよそ1か月半前から関わりを始めた専門看護師は，状況に「巻き込まれずに」，しかも十分コミットメントしながら，病棟看護師たちの「巻き込まれ」に対応している。そのことが，「医療者は，病状理解やこれまでの経験を通して，患者を客観的にみてはいるものの，事例のように病状変化やつらさの表現に日々対峙していると，1つひとつの対応に悩み，がんのプロセスのどの段階にいるのか，そして患者の全体像も見失ってしまう」という記述に表される。
　パースペクティブをもちながら，目の前の現象にコミットメントすることの重要性と困難さを考えさせられる。（井部）

Aさん　40代　女性　大腸がん手術後リンパ節転移

事前情報　Aさんは，約3年前に大腸がんと診断され，切除手術を受け，以後化学療法を実施していた。
　3か月前より右大腿の痛みが増強し，CTの結果，上右腸腰筋周囲の腫瘍・リンパ節転移，そ径リンパ節転移がみられたため，疼痛緩和目的で入院となる。入院後も継続して化学療法は実施することとなる。
　専門看護師は施設内の緩和ケアチーム専従看護師である。疼痛緩和目的に，主治医より緩和ケアチームに診療の依頼があったため，専門看護師は緩和ケアチームの看護師として介入を開始した。

つらさの表現が増していく患者を，客観的にどうとらえていくか

状況　【死亡 42 日前】

専門看護師は入院 3 日目に，緩和ケアチームの看護師として定期的な訪床を開始した。A さんは腰部の圧痛と下肢の疼痛・しびれ，感覚低下と脱力がみられた。それでも，「自分のことは自分でしたい」と，車いすを利用し，日常生活動作を自ら行なっていた。入院数日後には，薬剤調整により，痛みやしびれは改善された。

しかしその後，化学療法関連の肺炎や汎血球減少がみられ，ステロイドパルス療法や適宜輸血が行なわれた。症状は徐々に落ち着いたが，この頃より時折涙を流して，今後についての漠然とした不安を語るようになった。「前から治ることはないと言われているし，どんどん悪くなっていくと思う」「夫は深刻な話を嫌がる。だから先生の話も自分がまず聞き，夫に話し，"先は長くないみたい"とは伝えている」。

考えたこと

初回面談で，A さんは痛みやしびれ，日常生活の状況について明瞭に語り，相手を気遣う様子もみられる。病状を理解し，やがて死を迎えることを頭では理解しているようだが，まだずっと先にあるものとしてとらえているのかもしれない。これまでの経過で，1 人で病状説明を受け，闘病してきたのは，周囲に対する気遣いかもしれないし，あるいは A さん自身が深刻に死のことを考えるのを避けているのかもしれない。

病棟看護師や担当医は"理解のよい，自立した人"という印象をもっているようだが，今後の関わりのなかで，A さんの周囲の人々との関係性のもち方や，考え方，大切にしていることなどを理解していく必要がある。

状況　【死亡 21 日前】

A さんは腎機能が低下（Cr 3.1 mg/dL，BUN 44 mg/dL）し，腎ろう造設後，腎機能は改善（Cr 0.9 mg/dL，BUN 13 mg/dL）したが，37～38℃の微熱や炎症反応の持続（WBC 15300/μL，CRP 9.9 mg/dL/7＋）に加え，食事摂取量の低下，軽度の肝機能低下（AST 76 IU/L，ALT 25 IU/L，T-Bil 1.1 mg/dL），両下肢浮腫の増強，下腹部痛や嘔気が強まり，鎮痛薬レスキューの使用も増加している。精神的に不安定で，不眠，気分の変化がつらいとのことで，抗精神病薬を開始した。

考えたこと

"自分のことは自分でしたい"と語っていた A さんにとって，できないことを実感することや，治療ができないことは，がんの進行とその先の死を意識せざるを得ず，涙することは自然な心の動きと考えられる。

しかし，感情の不安定さが増しており，軽度の意識障害（せん妄）が関与している可能性もある。せん妄の要因となりうる身体状態の変化（炎症反応と微熱の持続，肝機能の低下，下腹部痛の出現，鎮痛薬使用増加，不眠）があり，せん妄があることで，つらさの表現が激しくなっているのかもしれない。

原則

せん妄は，認知機能の全般的障害を伴う意識障害である[1]。せん妄の要因は多岐にわたり，発見が難しく，がん患者ではうつ状態と誤認されたり，見逃されたりすることがある。観察により，日内変動をとらえることが大切である[2]。

状況　【死亡 11 日前】

血液データ　WBC 14200/μL，CRP 7.9 mg/dL/5＋，Hb 8.2 g/dL，Plt 5.5 万/μL，AST 116 IU/L，ALT 23 IU/L，LDH 740 IU/L，ALP 367 IU/L，T-Bil 0.9 mg/dL

看護記録　A さんは抗精神病薬開始後，夜間の熟眠感は得られたが，「気分はすっきりしているけど，眠くて何もできない」と，昼間もウトウトしている。「何もできないなんて死んでしまいたい」「治療しないと体が壊れる」などと言い，涙する。

　愛犬や好きな漫画，映画の話で笑顔になるときもある。トイレへの移動や，食事摂取などの日常生活動作をできる限り自分で行なうが，「なんだか自分でできないことが増えている気がする」とも語る。

考えたこと　　週ごとにみると，A さんの日常生活動作や体力の低下は進んでいる。また，Palliative Prognostic Index（PPI）[註]では，合計得点が 3 週間以内の死亡率が高くなる 6 となる。スケールのみでの評価は難しいが，腎ろう造設前に比べて，体力低下や症状の数も増しており，身体状態は悪化している。この状態の改善は難しく，余命が週の単位であることも考えておかなくてはならない。

状況　**病棟看護師**● 眠気がつらそうです。どうしたらいいでしょうか？
専門看護師● "死にたい" と泣いたり，できないことを自覚してつらいみたいですね。皆もつらいのに，よくがんばっていますね。A さんの感情の波や意識状態はどうですか？
病棟看護師● 感情の起伏はありますが，意識はクリアです。不明言動もなくて，したいことはちゃんと伝えてくれます。
専門看護師● ADL は？　介助量は増えていますか？
病棟看護師● 車いすにも 1 人で移れなくなりました。

考えたこと　　A さんのつらさの表現が増しており，病棟看護師はそのような表現をする A さんの裏にある思いを推察する余裕がなく，また精神的なつらさを中心にとらえ，対応に悩み，意識状態，身体状態や日常生活の変化を客観的にとらえることが難しくなっている。できているケアを認めながら，客観的に観察できるような投げかけが必要である。

状況　　緩和ケア医師とともに A さんのベッドサイドへ。

緩和ケア医師● 昨日は眠れましたか？
A さん● 眠れました。今日はすっきり起きれたし。（ややぼんやりした印象。起き上がろうとするが動作が緩慢）
専門看護師● 何かしようと思っても集中できないですか？
A さん● 思うようにメールが打てないし，体が動かない。（涙ぐむ）

註　Palliative Prognostic Index（PPI）　がん患者の余命予測のためのスケールである。計算方法は，Palliative Perfomance Scale，経口摂取量，浮腫，安静時呼吸困難，せん妄の該当得点を合計するものであり，合計得点が 6 より大きい場合，患者が 3 週間以内に死亡する確率は感度 80％，特異度 85％，陽性反応適中度 71％，陰性反応適中度 90％である。客観症状に基づいて予測するため客観性は高いが，長期予後の予測精度は低い。3 週間生存の予測に用いる。
（Tetsuya Morita, Junichi Tsunoda, Satoshi Inoue, Satoshi Chihara: The Palliative Prognostic Index; a scoring system for survival prediction of terminally ill cancer patients, Support Care Cancer, 7, 128-133, 1999.）

専門看護師●そう。（Aさんの背中にそっと手をおく。沈黙）
　　　　（台の上の写真を見て）あら，Aさんのワンちゃん？
　　　　Aさん●（少し間をおき，笑顔で）かわいいでしょう！
　　　　専門看護師●かわいいですね〜。ワンちゃんたち，心配ですよね。
　　　　Aさん●1匹は病気だから大丈夫かなって。会いたいな。

考えたこと
　　Aさんは，これまでよりやや退行している印象を受ける。病棟看護師は，意識はクリアと言っていたが，軽度の意識混濁がある。数日前に比べると会話に集中できておらず，返答に時間を要したり，少し間をおいて話題を変えると，気分も変わる。動作も緩慢になっており，体力低下と軽度の意識混濁から，これまで行なえていたことができなくなっている可能性が高い。
　　軽度な意識混濁では，会話の際も一見正常に見え，質問にほぼ正確に答えられるため，その変化はわかりづらい。しかし，長い思考ではまとまりがなくなり，会話の流れがスムーズでなかったり，短期記憶の保持ができず，場面を変えると少し前のことを忘れていることもある。表情や意欲の面でも，それまでとは異なり，ぼんやりしたり，ずっとだまっていたり，反対に多弁になるなどの変化がみられる。全体として，普段と比べて精彩さに欠け，加えて日内変動があることが特徴である。

気づきを促し，看取りに備える

状況　7〜8分の会話のあと，退出し，再び病棟看護師と話をする。
　　　　専門看護師●今は薬の影響もあるけど，メールを打つこともできないみたいで，少し意識が混濁しているようです。意識状態を注意して観察して，記録にも残してください。
　　　　それと症状やデータからは，身体状態が悪くなってきていると思うけど，余命や今後の治療について，担当医とは何か話し合っていますか？
　　　　病棟看護師●Aさんが"治療をしてほしい"と言っていることもあって，化学療法をするかどうかも考えているようです。
　　　　専門看護師●そこを明確にしておいたほうがいいですね。

考えたこと
　　今後の変化の観察が余命の予測に大きく影響する。この時点では，抗精神病薬や睡眠剤の影響も考えられるものの，軽度の意識障害がある可能性をふまえて，病棟看護師が観察していく必要がある。
　　Aさんが治療を希望しているのは，"死にたくない"という思いの表現であり，治療のリスクとメリットを客観的に判断できる状態ではない。担当医が現状や予後をどのように考えているのかを確認しておく必要がある。現時点では，化学療法は害になるだけだと思うが，Aさんにどのように説明するかを確認するためにも，担当医と話をする機会を設けないといけない。

状況　**専門看護師**●ところで，ご家族はいらしているんですか。
　　　　病棟看護師●ご主人はすぐに帰ってしまうので，話ができないのです。Aさんは，夫は1人では何もできない人だから頼れないと言ってましたし。腎ろう造設のときにご兄弟が一度いらしてましたけど，そのあとはいらしてないと思います。
　　　　専門看護師●Aさんはご主人のことをいろいろと言っているけど，夫婦の関係はそれぞれ

だものね。ご主人に迷惑をかけたくないという気持ちがあるのかもしれないし。今後は，Aさん自身で決められないこともあるだろうし，こちらから，ご主人やご兄弟に関わっていく必要があると思います。

考えたこと
これまで，Aさんが夫を"頼れない人""自分に関心がない"と話していたため，病棟看護師も夫に対して否定的な感情を抱いている。また，Aさん自身が家族には詳細を伝えないできた背景もあり，その裏にあるAさんの思いや，ご家族が現状をどのように認識しているかがわからないため，それを確認し，Aさんと家族をつなぐことも早急に考えていかなくてはならない。
Aさんに残された時間をふまえて，積極的に家族との関わりをもっていくには，病棟看護師の夫に対する否定的感情を和らげ，直接関わる必要があるだろう。

情報を整理して，チームの態勢を整える

状況
このあと，病棟看護師とカンファレンスを行なう。ここでは，①自然な会話のなかでAさんが誰を最も頼りにしているか聞くこと，②夫に直接連絡をとり，夫の認識を把握すること，③これまでのようにできるだけ自分でしたいという思いもあるため，見守りながら「これは私のほうでやらせてください」など自然にこちらから行動を補うように声をかけること，④つらさの表現はしっかりと聴き，無理に何か答えなくてもよいこと，などを話し合った。

考えたこと
病棟看護師は，1つひとつの症状やAさんの言葉にどう対応するかを考えてしまい，Aさんの全体像がわからなくなったり，関わり方はこれでいいのかと不安感を抱いている。しかし，病棟看護師は，日々の関わりのなかでたくさんの情報をもっており，それを統合したり，意味づけし，整理できれば，自分たちでケアを考えていく力はもっている。

状況　【その後の経過】
病棟看護師からの電話連絡後，夫は短時間でも毎日面会に訪れるようになった。死亡5日前から呼吸状態が急速に悪化し，改善することなくAさんは夫が見守るなか永眠された。

【引用・参考文献】
1）WHO 編，中根允文・岡崎祐士・藤原妙子訳：ICD-10　精神および行動の傷害——DCR 研究用診断基準．医学書院，1994．
2）長谷川久巳・加登大介：症状マネジメントとケアのエビデンス　精神症状　せん妄．がん看護，17(2)，274-280，2012．
3）ベンジャミン J. サドック，バージニア A. サドック編，融道男・岩脇淳監訳：カプラン臨床精神医学ハンドブック第2版　DSM-IV-TR 診断基準による診療の手引き．36, メディカル・サイエンス・インターナショナル，2003．

極意と秘訣

　本事例のポイントは，患者の状態や残された時間を予測することで，漠然と死に向かっていくという時間目測のうえに，患者や家族に対するケアを考えていたことに対して，警鐘を鳴らしたことであった。患者の状態の変化から余命がそれまでの予測よりも短いということを意識することで，治療やケアの方向性の検討や調整が動き出していった。

　事例のように，やがて死を迎えることを理解していたとしても，それを実感として感じとったとき，患者自身もそれまでには体験したことのないような不安感・恐怖心，苦悩を想起させることになる。

　一方，医療者は，病状理解やこれまでの経験を通して，患者を客観的にみてはいるものの，事例のように病状変化やつらさの表現に日々対峙していると，1つひとつの対応に悩み，がんのプロセスのどの段階にいるのか，そして患者の全体像も見失ってしまうことになる。患者の状態を的確にとらえる客観性と同時に，これまでの患者の過ごし方や語りの内容などから，これまで構築してきた患者像を手がかりにして，患者の言葉の意味を慮り，その時々の意識の変化や心の揺れに寄り添うことができるよう，医療者の態勢を整える必要がある。

　そのきっかけとして，記録やデータなどとともに，これまでの患者との関わりから患者の意識状態や症状，生活状況などの数日間の変化をとらえ，情報を統合し，チームメンバーにその変化を伝え，調整することが重要であった。

COMMENT

　専門看護師は舞台にはちらっとしか出てこないような，まさにトリックスター兼演出者である。

　直接には手を下す機会は少ない。しかし，一方で「皆もつらいのに，よくがんばっていますね」とねぎらいながら，他方「Aさんはご主人のことをいろいろと言っているけど，夫婦の関係はそれぞれだものね。ご主人に迷惑をかけたくないという気持ちがあるのかもしれないし」と見直しを提案している。変動を的確に見つけ，しっかりと余命見積もりの見直しも医療チームに喚起している。

　医学的治療法がほぼ尽きてしまった，最期の過ごし方への細やかな気遣い。多くの医師にはたいへん困難なことでもある。専門看護師が科学的根拠をもちながら，アートといえる評価法を駆使して，この場面に貢献してくれている。医療供給者の一員として，私は驚嘆をもって，そのすばらしさに感謝したい気持ちである。（大生）

| Ⅰ　俯瞰的視点　CASE 2

専門看護師が決断した最良の方策は主治医の交代であった

- ☑ 実践
- ☑ コンサルテーション
- ☑ コーディネーション
- ☐ 倫理調整
- ☐ 教育
- ☐ 研究

がん看護専門看護師
長谷川久巳

　社会的に活躍している40代の患者は，自分の病名を知り，治療法の選択をし，生じるさまざまな身体的な変化に対処し，それらができなくなるまで，自律している。このようなタイプの患者は，外来では一般的であろう。その意味で，この事例は現代社会の外来治療場面を反映している。

　病状の経過に伴い，やがて患者は自律することが困難となる。そして，家族の支援が必要となる。これまで支援の輪に入っていなかった家族は，長い経過があったにもかかわらず，突然につきつけられた現実に大きな戸惑いを感じることになる。

　Bさんの母も，父も，弟もそうした事態に直面することになった。そんなBさんの家族システムの安定を脅かしたのが，信頼できない主治医の存在であった。専門看護師はさまざまな状況から判断して，主治医の交代が必要と決めた。

　なぜ，この家族が主治医を嫌ったかが事例では十分に説明されていないが(その必要はないかもしれないが)，結果として，主治医の交代がBさんの家族システムに安定をもたらし，主治医に向けた負のエネルギーをBさんのケアに向けることができた。

　専門看護師はアセスメントの背景にある知識体系を披露している。専門看護師が，主治医への配慮を示しながら，主治医の交代を迫る場面は圧巻である。(井部)

Bさん　40代　女性　5年前に乳がんから肺・脳転移

概要　病状が悪化し，意思決定ができない患者に代わり，医療者が家族と話し合いながら，患者の意向や価値観を推察し，残された時間の過ごし方を考えていく。

本事例では，家族はそれまでの治療経過を知らず，意思決定プロセスに参画してこなかったにもかかわらず，患者の病状悪化という不安と苦悩のなかで，医療者と向き合うことになった。信頼関係を構築できていない医療者との認識のずれを埋めることは難しく，むしろ不信感や不満となって表現されるに至り，医療者は家族の言動が理解できずに疲弊してしまう。

そこで，患者に残された時間を考慮し，患者－家族－医療者それぞれの認識や価値観，感情などの調整を図り，患者を中心として，皆が1つの方向を向いていけるようにする。

事前情報　Bさんは，母，父と3人暮らしで，近所に独身の弟が住んでいる。5年前に乳がんを患い，肺・脳転移の診断がなされた。術前術後の化学療法と手術療法のあと，脳転移に対する放射線療法が実施された。がんの診断や初期治療時には，Bさんとともに母，父，弟が主治医からの説明の場に同席した。しかし，母，父，弟は主治医とうまく話ができないと，批判的にとらえた。

その後はBさんは1人で病状の説明を主治医から聞き，治療法の選択をしてきた。Bさんは，仕事を継続しながら治療を続けていきたいと，職場の配置転換や短時間勤務を申請した。そして，治療に関しては，主治医以外の治療に関わった別の医師，担当となった外来看護師たちに相談しながら，最終的には自ら決定していた。

1年半前に脳転移に対する手術を受けたあと，今後は化学療法の継続も困難となる可能性が高いことがBさんと母に説明された。その後，外来通院により化学療法を継続していたが，次第に化学療法後の骨髄抑制やそれに伴う感染症，一過性の意識低下などによる入退院を短期間で繰り返すようになった。母が外来通院にも付き添うような状態となり，しばらくして，外来看護師から専門看護師にBさんについての次のような相談があった。

数か月前より，治療の中止や近医への転院に関しての話が出ていたが，ADLが著明に低下したことに加え，意識がぼんやりし，反応も鈍くなり，Bさんがどう考えているかが把握できない状態になった。そのため，母と主治医が話し合う必要があると考え，外来看護師が同席し，主治医との話し合いの場を設定した。

ところがその場で，母は脳転移の発見が遅れたのではないかなど，それまでたまっていた不信感を顕にし，主治医とコミュニケーションがとれなくなった。その後も外来看護師は毎回母と面談を行ない，主治医との橋渡し役を担っていたが，母の不満は続き，毎回1時間程度，話をするものの，治療の中止や転院の決定ができない状態が続いた。

弟も，Bさんの初期治療の際に主治医と口論になった経緯があり，以来，Bさんの治療に口を出すことはなかった。そんなとき，母から話を聞き心配になり，弟は外来看護師に連絡をとるようになったが，母と同様，主治医と直接話をすることは避けていた。

一方，主治医も，母とかみ合わないことをストレスに感じ，Bさんの脳転移に関しては，脳外科医に任せると話した。治療の中止も決定には至っておらず，外来看護師も，母の話を毎回聞いてはいるが，話が進まないことに不安を感じ，「私たちもどうしたらいいか困ってしまって。母とBさんと主治医，脳外科医の間に入ることはできるんですが，Bさんの状態もよくないし，このままではよくないと思うんです」と苦しい思いを口にした。

家族のもつ不信感，不満の背景を探る

状況　**【初回面談（母と弟）】**

専門看護師は，主治医の診断時に母，父，弟とともに同席した。その後，ときどき話をしたり，困ったときにBさんから声をかけられて，治療や仕事の継続について相談にのることもあった。しかし，ここ2年間はそのようなこともなかった。今回は外来看護師の依頼を受けて，母，弟それぞれと面談を行なうことになった。

弟は「主治医がきちんと治療をしていないと思う」と言い，また「数か月前にBから，家の近くの病院に転院してもいいかもしれないと相談されました」と話した。Bさんが転院を考えていた理由は「通院がつらい」ということだったが，弟も主治医が信頼できないため，転院がよいとすぐに考えたようであった。母に対しては「もう年なので無理はできないんです。それに母と自分もいろいろと難しいところがあるんです」と語り，母のことはそれ以上語ろうとしなかった。

考えたこと

弟は主治医に対する不信感がある。弟の意向は，Bさんが転院を考えるならそれがよいと思っているようだ。しかし，Bさんがなぜ転院を考えたのかが不明である。転院をBさんの意向ととらえ話を進めてよいか，Bさんに確かめられればよいだろうが，現状では難しいかもしれない。

keyword 家族のもつ不信感・不満の背景としての家族システム[註1]，家族像

弟は母に遠慮している様子もある。家族のダイナミクスも考え，誰がBさんの代理の意思決定者となるのかを考えておく必要がある。

状況　**【2回目面談（母）】**

面談で母は，主治医に対する不信感を過去にさかのぼって話し続け，専門看護師の話は耳に入らない状態であった。主治医と母との話し合いの場に同席してきた外来看護師は，それぞれにわかってもらいたいという思いがあるが，お互いに自分の考えを言い合うだけで，平行線をたどっているということであった。

Bさんや弟との関係性について尋ねると，「Bがいやがるから，治療については話をしてこなかった」「治療について何か相談されたことはない。しかし，親としてできる支援をしてきた」「（弟は）男だから手伝えることは少ないので，あてにはしていない」「（夫は）体調がよくないので，病院に来ることはできないし，私に任されている」ということであった。

考えたこと

母は主治医に対する不信感が強く，主治医との話がかみあわない状態である。これはBさんの病状が悪化していくことに対する否認，置き換えなどの防衛機制という正常の心理過程の1つかもしれない。

註1　家族システム
　家族は患者の影響を色濃く受け，また患者に影響を与えている存在である。家族看護では，家族成員の変化は必ず家族全体の変化となって表れ，また家族成員の行動は家族内に次々と反応を呼び起こすと，「家族システム」の視点でとらえる。家族は患者と相互に作用し，家族間で影響し合う「まとまり（システム）」としてみつめると，家族の言動の背景にあるものがよくみえてくる[1]。

| keyword | 家族のもつ不信感・不満の背景としての家族の情緒的反応[註2]，防衛機制[註3] |

　母がBさんの代理の意思決定を行なうことになるが，主治医に対する不満ばかりで，今後の療養の場や治療の中止，Bさんの意向などについての話に至らない。弟の話もふまえると，母が中心となって家族の意思決定を担っているようだ。しかし，母はこれまでの治療方法に関する意思決定の経験がなく，Bさんの状態が変化し不安もあり，意思決定をすることは難しいのかもしれない。主治医に対する不満も不安の表れかもしれない。

| keyword | 代理の意思決定[註4]
患者の病状，意思決定能力[註5]
患者の治療や療養，意思決定のプロセス |

状況　【Bさんのベッドサイドで】

　Bさんは外来受診時，体調が悪くベッドで臥床し，医師の診察を待っていた。そのため，外来を訪れ，Bさんと話をすることにした。ベッドサイドへ行くと，Bさんは少しぼんやりしている様子はあったが，専門看護師の顔を見ると笑顔を見せ，「ああ，久しぶり。そういえば，話があったの」とゆっくりと話し出した。

Bさん●病院を移ろうと思って。

専門看護師●どうしてそう思ったの？

Bさん●私はここのままでって思ってたんだけど。お母さん，ここはいやみたいだから。移ったほうがいいのかなって。

専門看護師●そう。Bさんとしては，お母さんのことを考えて，これからのことを決めていこうとしているんですね。

Bさん●うん。それって，だめかな。

専門看護師●だめじゃないと思う。だって，それはBさんがお母さんのこと大切に思って，これからのことを考えて，それがいいって思ったんでしょ？

Bさん●（うなずく）

註2　家族の情緒的反応

　患者の家族は困難なことに直面し，病者と同じように混乱のなかにおり，ショック，否認，迷い，怒り，罪悪感，抑うつ，孤立感などさまざまな感情を体験する[2]。また，医療に対するさまざまな選択や意思決定が自分たちに委ねられるため，重要な決定を下すことに不安や困難，負担を感じることが多い。その他にも生活上の制約や家族内の役割の変化，家族内のコミュニケーションの変化や，サポートの制限なども生じるものであり，困難な状況へと対処し続ける状態となる[3]。

註3　防衛機制

　フロイト(1962)は，「自我が葛藤に際して―それはときには神経症をまねく―機能するすべての技術の総称」と定義した。その他，多くの研究者が，防衛機制の列挙・分類を行なっている[4]。

註4　代理の意思決定

　判断能力のない人に代わって決定を行なう権限をもつ人を代諾者または代理人と呼ぶ。わが国では伝統的に，近親者が自然な代諾者になると考えられており，医療提供者は患者の家族に同意を求めてきた。患者の意向がわかる場合には，代諾者は患者の意向についての知識を用いて，医療上の決定を下さなければならない[5]。

註5　意思決定能力

　患者の意思決定能力とは，「自己の状態，当該医療行為の意義・内容，およびそれに伴う危険性の程度につき認識し得る程度の能力」（札幌地判昭和53年9月29日，判時914号85頁，判夕368号132頁）といわれ，グリッソによれば，意思決定能力の中核的評価対象となる要素として，次の4つを挙げている。選択を表明する能力，治療の意思決定に関する情報を理解できる能力，自分自身の状況，特に病気とその治療を選択した場合に起こり得る結果に関する情報の重要性を認識する能力，関連情報をもとに論理的な過程で治療の選択を比較考察するような，論理的に考える能力[6]。

専門看護師● だったら，それでよいと思いますよ。
Bさん● そっか。（にっこり笑って）よかった。

考えたこと

これがBさんの明確な意思かというとこれだけで判断はできないが，弟からの情報もふまえると，Bさんが母の気持ちを大切にしたいという思いの表れとして受け止めてよいのではないだろうか。

> keyword　患者の価値観，信念，意向の推定

Bさん自身が母をどのようにとらえているのかについて，深く話はできなかった。しかし，Bさん，弟，母の話を統合すると，母がBさんの家族のなかでリーダーとなって，さまざまなことを取り仕切っていると考えてよいだろう。それがBさんのこれまでの家族関係から考えても自然なことなのかもしれない。

> keyword　家族システム，家族像

看取りの体制を整えるために主治医を交代する

状況 　【数日後】

Bさんは意識状態の低下により緊急入院となった。母と弟は，主治医より病状が悪化しており，このまま亡くなる可能性もあるという説明を受けた。それにより病状悪化の認識をもったものの，主治医に対する不信感を繰り返し話していた。

そして，母，弟は，Bさんが主治医を信頼してがんばってきたことは，外来看護師や専門看護師から聞いていてわかったが，これから自分たちがBさんの代わりに，主治医と話し合うことはできないと思う。転院という話もあったが，Bさんの今の状態では考えられないため，主治医を交代してもらいたいということであった。

専門看護師は主治医の交代が可能かどうか検討してみるので，この件は専門看護師に一任してもらい，少し時間をくれるよう伝えた。すると，母も弟も「無理はわかっていますが，どうぞよろしくお願いします」と語った。

考えたこと

母と弟は，Bさんの状態が厳しいことは理解しているようだが，主治医に対する不信感ばかりを募らせ，そちらにエネルギーを集中させてしまっている。主治医も歩み寄ることが難しい様子のため，このままではBさんのことを第一に考えて今後の療養を支えることはできない。

> keyword　家族の情緒的反応

主治医や看護師も懸命に対応しているものの，母が穏やかでない状態のため，どうにかしたいがどうにもならないという無力感も抱いている。医療者のサポートもしつつ，今後どうすることが最もよいか検討しなくてはならない。

> keyword　看護師，医師の消耗，疲弊
> 　　　　　対応困難な家族[注6]

選択肢として，主治医の交代も検討するが，専門看護師が調整の窓口となることを了承してもらうようにしよう。

注6　対応困難な家族
　　看護師が"対応困難な家族"と解釈する傾向がある家族の7つの類型化では，看護師のエネルギーを消耗する(負担)タイプとして，問題を引き起こす家族，訴えが多い家族，自己決定ができない家族・依存的な家族，というものが見出されている。これらの場合，看護師は〈とらえどころがない〉〈効果的なアプローチが見出せない〉と苦慮し，行き詰まる状態となり，看護師は自らの力に限界を感じている[7]。

このままでは看取りの態勢をとることも難しい，また病棟看護師や主治医のチームも疲弊してしまうため，それを回避するために主治医と話し合う必要がある。

状況　【主治医との話し合い】
　　　　主治医は，脳転移の進行が現在の意識障害の原因ととらえているということを母と弟に説明していたが，脳外科医に確認したところ，画像所見は1か月前と急速な変化はないということであった。主治医と脳外科医の見解が異なるものの，主治医は直接脳外科医と話し合う必要性を感じていないようであった。専門看護師が主治医と直接話し合い，予後をふまえて主治医や診療科の変更を話し合うこととした。

考えたこと
　主治医の見解と脳外科医の見解が異なっている。脳外科医もこれまでBさんを診療してきた経緯から，脳転移に関しては脳外科医の見立てのほうが納得がいく。

keyword　患者の病状，余命の予測
　　　　　医師の心理的負担，感情

　主治医も家族からの不信感や不満感を感じとり，心理的負担が大きくなっている。判断の際にそのような感情が入り込んでいる可能性があり，それを和らげる必要もある。

状況　**専門看護師**●脳外科の先生は画像的には1か月前と変わっていないということでしたが，先生はBさんの予後をどのように考えていますか。
　　　主治医●脳は1つの要因でしかなく，これまでの全体の経過からすれば，余命は週の単位と思っている。
　　　専門看護師●そうですか。実はお母様と弟さんと話をしたのですが，先生もご存じのとおり，不満もあるようで，なかなか話が進みません。このままだと先生がおっしゃるとおり，週の単位だとしても，穏やかに看取りの態勢に入るのは難しいと思うんです。それで，主治医を代えられないかというご相談もあって，私としては現状から考えると，それがよいのではないかと思うんです。
　　　主治医●ご家族は不満もあるのだと思うけれど，これまでBさんと5年もやってきたわけだし，あと少しの時間，ご家族に何か言われても自分が我慢すればいいんだから，主治医を代える必要はない。

考えたこと
　Bさんは化学療法後の感染を繰り返している状態であり，ベースに病状悪化があるため，今回の意識障害の主要因が感染症とそれに伴う発熱であっても，このまま病状が悪化し死に至る可能性がある。しかし，脳転移の悪化やその他の臓器障害がみられていないことを考えると，感染症に対する治療が奏功すれば，主治医の見立てとは異なり，余命は週単位ではない可能性が高い。
　主治医交代の方向で話を進めることが，母や弟の安心につながる。また，これはBさんが母の気持ちを大切にしたいという意向にも沿うことになるのではないか。

keyword　医師の価値，信念，患者との関係性

　しかし，主治医としてもBさんとの長い関係性があり，それを大切にしているからこそ，家族の意向を汲むのはBさんの気持ちに反すると思っているようだ。
　主治医なりの責任を強く感じている。その責任を主治医ではなく，専門看護師が請け負うことを了承してもらうことで，主治医としても気持ちが楽になるかもしれない。

> **keyword** 責任の所在
> Bさん自身の意向が母の気持ちを大切にすることであるということを伝えてみよう。

状況　**専門看護師**●先生がこれまで，Bさんと話し合ってやってきたということは，私も外来看護師もよくわかっています。でも，私がこんなふうに考えたのは，Bさん自身と先日話をしたとき，母のために転院を考えたいと話したからなんです。

　　　主治医●通常，こういうことで主治医が代わることはないし，無責任だよ。いくら家族が希望しているからといって，それを通すのはおかしい。家族がややこしくなっているからこそ，そんな状態の人を他の医師に任せることはできない。

考えたこと　Bさんの状態は安定しており，余命が週の単位でない可能性がある。必ずしも数日間の事柄ではないため，Bさんが最も過ごしやすい状態をつくり出すには，医師交代が最善ではないだろうか。

> **keyword** 医療者間の調整

状況　**専門看護師**●私はご家族の意向だけを聞いているのではなく，さっきも話をしたようにBさんの意向をふまえて，よくよく考えた結果なんです。残りの時間を大切にするとともに，側で見守る看護師にとってもそのほうがいいと思います。
　先生が無責任になると心配されているのはよくわかりました。けれど，これは先生の責任というのではなく，私の判断でそれが最善と考えました。ですので，私の責任ということで，主治医交代の調整もすべて私がしますから，そのようにしてもらいたいのです。
　すると，主治医もようやく納得してくれ，専門看護師が変更に伴う対応や調整を請け負うことで了解を得た。

【その後の経過】

　主治医の交代後，母も弟も穏やかになり，「残りの時間が少ないなかで，心穏やかに過ごすことができています」と語り，医師とも穏やかに話ができるようになった。さらに「（前主治医に）伝えてほしいんです。いろいろと言って，こんなふうに担当も代わってもらいましたが，（前主治医に）感謝しているんです。ここまで（前主治医が）考えて，上手に治療をしてくれたから，5年間を過ごすことができたんだと思っています」とのことであった。専門看護師はこのことを前主治医に伝えた。
　Bさんは，感染症から回復し，簡単な意思表示が可能となり，ADLもある程度の改善がみられた。母も弟もBさんの現状から治療は困難な状況であると理解し，母はできる限りBさんが快適に過ごせるようにしたいと話すようになった。今回の入院から2か月後，Bさんの「家に帰りたい」という希望もあり，在宅療養へ移行となった。

【引用・参考文献】
1) 柳原清子：がん患者の家族に起きている現象と家族ケアのあり方．家族看護，6(2), 6-10, 2008.
2) 中野綾美：家族の病気体験の理解　家族の情緒的反応．野嶋佐由美監修：家族エンパワーメントをもたらす看護実践．24-27, へるす出版，2005.
3) 鈴木志津枝：終末期にある病者と共に生きる家族への看護　終末期にある病者と共に生きる家族の特徴と看護の基本的な考え方．野嶋佐由美監修：家族エンパワーメントをもたらす看護実践．207-210, へるす出版，2005.
4) 日本健康心理学会編：健康心理学辞典，実務教育出版，258, 1997.
5) 曾澤久仁子：家族と代行判断．シリーズ生命倫理学編集委員会編：臨床倫理．丸善出版，141-163, 2012.
6) 西田晃一：患者の意思決定能力．シリーズ生命倫理学編集委員会編：臨床倫理．丸善出版，100-120, 2012.
7) 竹村華織．チームをエンパワーメントするアプローチ．家族看護，7(2), 17-23, 2009.

極意と秘訣

　主治医に対する不信感から不満を繰り返し顕にする母と弟に対して，専門看護師は訴えの背景に何があるのかアセスメントし，家族の反応はBさんの状態変化に伴う通常の情緒的反応であると判断した。そして，Bさんを中心に，家族と医療者が同じ方向を向いて，今後の残された時間をどう過ごすかを考えるようにしたいと思った。

　Bさんが1人で意思決定してきた5年間の歩み，価値観や考え，家族との関係性に関わる情報，家族の気持ちといった情報を統合し，推察しながら現状をアセスメントした。家族は主治医とのコミュニケーションができておらず，診断にまつわる不信感があったが，これまではBさんの意向を尊重してきた。しかし，Bさんの病状が悪化し不安になるなか，Bさんの意向がわからないまま意思決定を迫られたことで，それまでの不信感や不満が噴出し，そこに立ち止まらざるを得なくなったのだと考えた。

　家族は重要な情報でさえも，信頼できない主治医からは受け入れることができない状態になっていた。残された時間が決して長くないことをふまえ，病状から転院は困難であること，また家族と主治医との間に新たな関係性を構築することも不可能と判断し，家族も希望した主治医の交代を考えた。

　一般的には主治医が交代することはない。当初Bさんと主治医の信頼関係を踏みにじることになるのではないかとも考えたが，転院を考えていたという弟や外来看護師からの情報，母や弟との面談から家族像を描きながら，Bさん本人の意向を確認した結果，主治医交代が最善策と考えた。そして，主治医と話し合う時間を設け，主治医の病状の見立て，価値観，Bさんとの関係性を確認したうえで，全責任を専門看護師が負い，主治医の価値観に沿って，その負担感を専門看護師が引き受けた。

　本事例では，家族も医療者もBさんの意向に沿って，最善の選択をしたいという共通の思いがあり，そのことを中心にそれぞれの気持ちや考えを理解したうえで，情報を統合し，調整していくことが重要であった。

COMMENT

　医療はチームプレーである。そして，チームのメンバーは医療関連職だけで成り立っているのではない。患者自身も，家族も医療チームの重要なメンバーである。よい医療を供給するためのチームワークを図るために，いろいろな方策がとられる。情報を共有し，判断を共有するために話し合いを重ねることも重要である。

　しかし，この事例のように，認識の相違が大きく，感情の要素も入り，メンバーのなかで決定的なコンフリクトが生じてしまい，チームワーク遂行が非常に困難な場合もある。コンフリクト克服に見通しがつかないこともある。そのようなときには，メンバー交代が望ましいこともあるであろう。交代が方法として有効であることが明白な状況にあっても，感情的要素とともに医療職としての使命感や責任感もあって，決断やその実行は渦中の医療職には難しい。

　ここでは少し離れた位置から，全体的にあるいは先を見越して，観察のできる専門看護師が調整に乗り出してくれた。そして，調整を責任をもって行なうと明言してくれた。もちろん，人的資源の観点から代替が可能であればではあるが，この介入は患者にも，家族にも，関係する医療職にも，関係する医療チーム全体に好ましい結果をもたらした。新しい局面が開けた。家族の患者に対する関わりも好転したであろうし，もちろん医療職のパフォーマンスも向上するであろう。専門看護師がいてくれてほんとうによかった。

　医師だけではなく，一般的に人間の認知の特徴として，信じたいものは容易に受け入れ，信じたくないものは受け入れがたい。対診の場面での医師間の意見の乖離など，日常，看護師はよく眼にしているのであろう。（大生）

I　俯瞰的視点　CASE 3

母親が子どもにしたいことを実現する
ベッド上で行なわれた卒園式・入学式

☐ 実践
☐ コンサルテーション
☑ コーディネーション
☑ 倫理調整
☐ 教育
☐ 研究

小児看護専門看護師
渡邊輝子

　この事例は,「市の教育員会から届いたわが子の小学校入学のお知らせのはがき」から始まる。交通事故で意識が戻らないわが子につき添っている母親が,学校に席を置けないだろうかともらす。しかもそれは,単に机とロッカーだけが準備されるという形式的なものではなく,「わが子が入学する」という現実を実現したいという願いである。

　専門看護師は,わが子を小学校1年生にしたいという親の願いを実現するために行動を起こす。スタッフの気持ちを聞き,母親に情報提供を行ない,段取りを整える。その結果,卒園式と入学式が"正装した"関係者が参列し,紅白の横断幕がしつらえられた会場で行なわれた。

　わが子は2か月間の小学生として生き,永眠した。母親の悲しみは少し軽くなった。これを専門看護師の「調整機能」と片づけるにはあまりにも意味深い。(井部)

Cくん　6歳男児　幼稚園年長　交通事故による脳挫傷

事前情報　Cくんは両親,姉(9歳)との4人暮らしで,生来健康であった。しかしCくんは交通事故に遭い,心肺停止状態で病院に搬送された。

　約1時間後に蘇生が成功し,2日間低体温療法を行なうが,瞳孔は散大し対光反射はなかった。脳波は平坦で聴性脳幹反応もない。意識レベルは300で,人工呼吸器を付け,昇圧剤などを使用している。

　そのような状態だが,バイタルサインは比較的安定していたので,受傷から2週間後,救命救急病棟から小児病棟に移った。その後,状態は変わらないまま4か月が経過した。

　当初から主治医は家族に,「CTでは脳がむくんでいて変化がない。脳波では脳全体の動きはない。頭の細胞がむくんでしまったことで,脳全体,脳幹の働きができなくなってしまっている。きわめて厳しい状態であり,回復は難しい」と伝えた。

　冬のある日,母親が面会に来ていたときに病棟師長の専門看護師に,小学校への入学について相談があった。

3　母親が子どもにしたいことを実現する

状況　〈母親からの相談〉

「市の教育委員会から，小学校入学のお知らせが届いたが，どうしたらよいか」と，母親から専門看護師に相談があった。母親は，学校に籍（母親の話からだと"座席"の意味かもしれない）だけ置こうと思っているが，机とロッカーだけあって中身が空なのは嫌なので，小学校への返事を遅らせているとのことであった。

考えたこと

小学校の入学は，子どもにとっても家族にとっても，ライフイベントのなかでとても大切なことだと思う。

原則

子どもの教育を受ける権利は，それぞれの能力に応じて等しくその権利を有すると，憲法，教育基本法や子どもの権利条約などに謳われている。

Cくんの小学校入学まで2か月ある。今の状態が維持できるだろうか。回復は見込めず，在宅ケアも無理な状態であるが，母親は入学することを前提としている。病院内で何とかできないものだろうか。

原則

脳挫傷などにより大脳や脳幹機能が停止してしまっている状態の子どもの場合，予後を予測するのは難しいが，循環動態を維持し，感染症を予防することで，おおよそ2～3か月の月単位で予後が予測できる。Cくんの場合も4か月間は安定して経過していたが，いつ変化してもおかしくない状態であることには変わりはない。なお，これは臓器移植法が改正される前のことである。

予後を意識しながら，最善を図る

状況　〈病院内で教育環境を提供できるかどうか情報を集める〉

小児病棟には，特別支援学校(訪問学級)がある。本来なら，地元の学校に通っている子どもが，長期入院したときに転校する形式となっている。専門看護師は，入学時からでも訪問学級に入学できるのかどうかを，訪問学級の教師に相談した。訪問学級の教師が教育委員会に相談をしてくれた結果，直接，訪問学級への入学が可能であるとのことであった。

考えたこと

状態が安定しているとはいえ，厳しい状態のCくんに教育環境が提供できるということをスタッフはどのように考えるだろうか。専門看護師が1人で進めてしまうことはできるが，スタッフそれぞれに思いがあるだろうし，あえて考えてもらいたい。それぞれの思いをチームで共有しておきたい。

今回は，意見交換しやすいように，まずは，看護チーム内でのカンファレンスとしたほうがよいだろう。医師には，後日看護チームの意見をまとめて報告し，理解を求めたうえで，方針を最終的に決定する役割を果たしてもらおう。

原則

小児病棟には，子どもの成長発達を促す保育士やチャイルドライフスペシャリスト(以下，CLS)がいる。医療環境において，保育士は，遊びを保証しながら子どもとその家族の情緒安定を支援する。2002年度から小児入院医療管理料に保育士加算が導入されている。CLSは，医療経験に伴うストレスに子どもが向き合い，少しでもプラスとして乗り越えられるように援助する。遊びを通した発達支

援，プリパレーション（医療処置の前から子どもが心の準備ができるように関わること），痛みへの非薬理的援助，きょうだいや家族の支援，グリーフワークの援助，療養環境の整備などを行なう。

　Cくんの場合は，保育士，CLSの両方ともが姉の遊び相手や話し相手となり，家族を支援した。また保育士は，卒園式や入学式の部屋の飾り付けをしてくれた。

状況　〈専門看護師とスタッフとの関わり〉

　専門看護師は，家族へ教育環境の情報を提供するタイミングについて，看護師，保育士，CLSでカンファレンスを行なった。Cくんを中心とした話題ではあるが，スタッフそれぞれの個人的な考えも述べてもらうことにした。

　「今，Cくんがいるという存在の証になる」「両親に後悔してほしくないから，院内学級を勧めるべき」「手続きをして春を迎えられなかったら，両親のショックは大きいのではないか」。また，「情報提供することで家族が前向きに考えられるのではないか」という意見がある一方で，「いずれにしても回復が見込めない子どもを目の前にして，どういうことが前向きなのだろうか」という問題提起の言葉も発せられた。

　スタッフ間では，Cくんの状態変化を見ながら，教育委員会への返事のタイムリミットが近づいたところで，家族に教育環境の情報を提供するという方針となった。医師には，看護チームとしての方針を伝えて同意を得た。

家族が後悔しないようサポートしていく

状況　〈専門看護師から母親への情報提供〉

　母親へ訪問学級が可能であることを伝えると，病院内に学校があることは知らず，「家族と相談してきます」と答えた。結局，地元の学校ではなく訪問学級を選んだ。母親は「親のエゴですが，籍（席）だけの学校ではないほうにします」と言った。

考えたこと　家族自身が選んだことがよかったことだと思えるようにサポートしていこう。

状況　【卒園式と入学式の開催】

　Cくんの卒園式と入学式を病室で行なうことになった。

　卒園式は，保育士がピンクの花飾りや色鮮やかな折り紙で作ったたくさんの飾りをベッド周りのカーテンに見事に飾りつけて，幼稚園らしい雰囲気づくりをした。式には，幼稚園の園長先生に病室に来ていただき，卒園証書を読み上げていただいた。

　Cくんは，幼稚園の制服を着て，その周囲には，正装した両親，姉，祖父母，スタッフもスーツを着て参加した。その日は穏やかな小春日和で，涙と笑顔の式となった。

　入学式は，個室に紅白の横断幕を張り，特別支援学校が用意した「入学式」と堂々と書かれている看板を立て，学校の体育館のようであった。Cくんは紺色のブレザーと半ズボン，真っ白のソックスを履き，胸には立派な花飾りをつけて，ベッドでの入場となった。

　移動式の人工呼吸器は，臨床工学部のスタッフの計らいで準備された。院長，看護部長など，院内のたくさんのスタッフがお祝いに訪れ，賑やかな式となった。

　Cくんの授業は，先生が本を読んだり，楽器の演奏をすることであった。時にはCくん

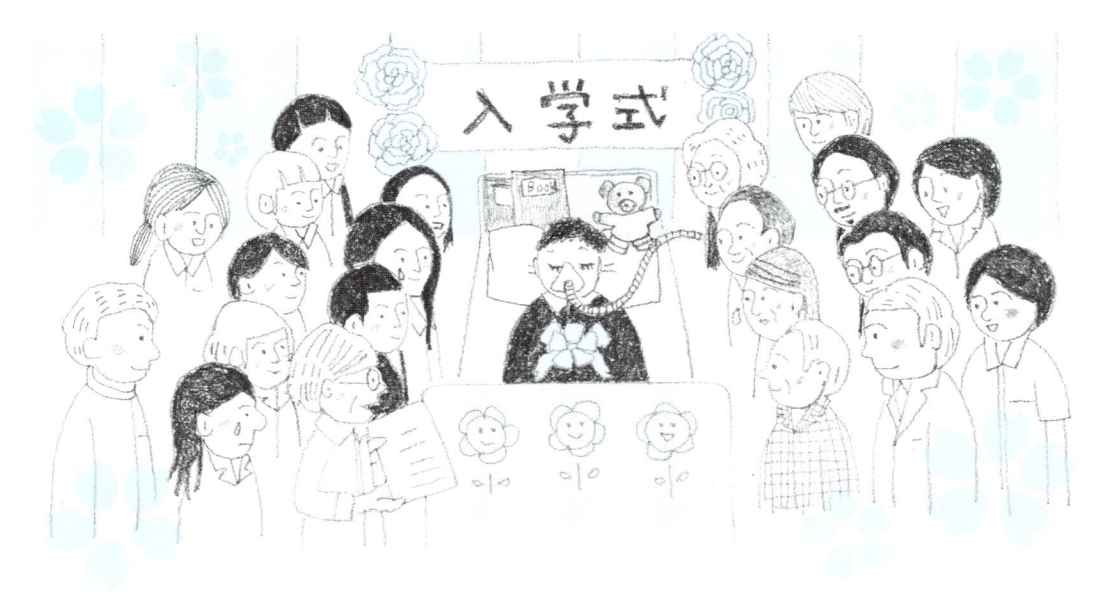

イラスト／吉泉ゆう子

　の握った手の側面に先生が桃色の絵の具を塗り，Cくんが手を支えられて画用紙に何度も繰り返しスタンプすると，それが桜の花びらとなり，大きな桜の木を描くこともできた。
　Cくんは，2か月間の小学生生活を送ったあと永眠した。その後，両親と姉は，病棟の夏祭りに毎年参加している。
　子どもを亡くしても家族は生きていかなければならない。そのときに力になるのが，子どもと過ごしたよい思い出や子どもにしてあげたケアに満足しているかどうかということである。
　子どもを喪うことが予測できる家族に，できるだけ後悔のないように接することは，その後の家族の悲嘆のケアにもつながる。

極意と秘訣

　子どもの看護で大切なことは，①子どもの身体の状態の把握，②子どもの成長発達を促す，③家族のケアである。目の前にいる子どもが，病気が治り，病気をしなかった子どもと同じように生きられるのかという身体の状態，治療の方針を看護師が理解していることは，その子どもと家族への関わりに大きく影響する。

　退院するときが「死」を意味する場合であるならば，なおさら，人生で一度しかないライフイベントを大切に扱う必要がある。ライフイベントを家族とともに大切にすることは，家族のケアにもつながる。家族には，両親だけでなく，祖父母，きょうだいも含まれる。

　小児病棟では，医療者がつくった規則に自分たち自身が縛られてしまうことがたびたびある。私たちは，子どもに適した環境を考えられるような柔軟な視点をもつことが求められる。また，医療のなかで子どもを育む環境をつくることは，看護師と医師だけでは難しく，保育士やCLS，教師などさまざまな専門家の協力が必須となる。お互いの能力を発揮して，子どもと家族を支援するとき，チームは一丸となる。このために，多職種カンファレンスができる風土が重要である。

COMMENT

　人間の生は，究極的には周囲の人々の心・認識の中，社会的な生にあるのではないか。そう考えるとき，本例の介入は，生物学的な延命ではなく，Cくんの魂の延命に成功したのである。突然の事故により奪われたCくん自身との交流を，家族や周囲の人々を巻き込みながら，多くの人々の心や認識のレベルで実現したといえる。Cくんの魂のQOL(生命の質)と周囲の人々のQOL(生活の質)の向上を成し遂げたものと考える。このような介入は，通常の診療の体制では医師にはできるものではないし，病棟看護師だけでもできるものではない。

　多くの資源(制度的や人的も含めて)を熟知している専門看護師が，家族・関与する人々の事故当時・現在・その後の時間的プロセスを鳥瞰しての働きかけを行なっている。その卓越した専門性と人間性・社会性に拍手を送りたい。(大生)

I 俯瞰的視点　CASE 4

バッドニュースを伝える技

患者の意向と家族の歴史から病名告知の意味をとらえ直す

- ☑ 実践
- ☐ コンサルテーション
- ☑ コーディネーション
- ☑ 倫理調整
- ☐ 教育
- ☐ 研究

がん看護専門看護師

中山祐紀子

　Dさん(93歳，女性)は，腰や肩の痛みがよくならず足もむくんできた。医師は尿管結石のせいだろうという。しかし，Dさんは医師の説明や治療に不信感をもっており，彼らの対応は「よそよそしい」と感じている。

　一方，Dさんの家族は，右腎細胞がんであることを本人に知らせないことを決めていた。医師や看護師は，Dさんに病名を告げていないことから，十分な症状マネジメントをすることができず，困惑している状況であった。

　この事例で登場するがん看護専門看護師は，Dさんが入院している病棟の看護師長でもある。本文にあるように，「今回は専門看護師として」患者に対峙していることをDさんに告げている(がん看護の専門家が看護師長であることのハロー効果はあろう)。

　この事例のポイントは，医師も看護師も着手していなかったDさんと家族との"踏み込んだコミュニケーション"をどのように行なったかということである。専門看護師が「意図して」行なった行為が随所に記述される。

　専門看護師の行動は迅速であり，その行動は医療チームにも配慮して行なわれる。受け持ち看護師と主治医からの相談を受けた「直後」にDさんと会い，Dさんと面談した「直後」に家族に電話をし，面談の約束をとっている。

　また，専門看護師によるDさんの床頭台に置かれている"整列された物"の描写は見事であり，専門看護師の心情があふれている。専門看護師は，Dさんの複雑な家族の歴史を傾聴し，家族にDさんの思いと希望を伝える。家族がなぜ病名を告げることを拒んだのかも語られ，事態は大きく展開する。(井部)

Dさん　93歳　女性
腎細胞がん，転移性肺腫瘍，骨転移

事前情報　Dさんは半年前から腰部痛，左肩腕の痛みを自覚し，整形外科を受診したが，加齢に伴う骨関節の変形と診断され，頓用の痛み止めにて自宅療養を行なっていた。

その後，2か月を経過した頃，血尿が認められ腰背部の痛みが増強したため，A総合病院で精査を行なった。その結果，右腎細胞がんと診断された。左肩腕の痛みは左上腕骨骨転移によるものであり，右肺への転移も確認された。

A総合病院の医師は，結果をDさん本人に伝えるか，抗がん剤治療を行なうか否かについて家族内で話し合って決断するように，とDさんの家族に提案した。

Dさんの長男次男夫婦は本人が高齢であることを理由にがんであることは最期まで伝えず，がん治療も身体への負担が増えるため行なわないことに決めた。Dさんには診断した医師から，尿管結石による血尿と腰部痛，加齢に伴う肩腕症候群であると伝えられ，そのまま入院した。

入院2か月を経過したある日，Dさんの家族に急性期病院での長期入院は困難であることが伝えられた。しかし，腰部や左肩の痛みが緩和しないため，症状マネジメント目的で当院に転院となった。

専門看護師は小規模病院の病棟師長を兼任している。今回，家族の強い希望で真実の病名が伝えられていないDさんが転院してきた。主治医や看護師が苦痛緩和に努めようとしても，Dさんや家族との関係構築が難しく，にっちもさっちもいかない状態に陥ってしまったため，専門看護師に相談があった。

患者本人の意思を確認する

状況　〈受け持ち看護師，主治医からの相談〉

転院してきた当日のDさんの入院時記録には，「尿管結石の治療が長期化していて転院することになった。石はまだ出ていないらしい。腰部の痛みが日に日に強くなる。トイレまで歩けるが足もむくんできている」「本当の病気は何でしょうね」と語ったことが記載されていた。

一方，Dさんの長男次男夫妻は，「最期までがんであることを伝えるつもりはありません」「本人が気落ちして生きる気力をなくしてしまう」「元気なうちは外出，外泊などを計画し，この病院で看取りを希望します」という家族の意向を入院担当の医師と看護師に伝えていた。

入院後1週間を経過したとき，Dさんの受け持ち看護師から専門看護師に相談があった。「"この病院は治療をしてくれない。毎日診察に来るが，私の痛みはちっともよくならない。痛くて歩けなくなっている。前の病院のほうがまし"と言われてしまいました。家族にDさんの気持ちを何度伝えても，"そうですか……"としか答えてくれません。家族の気持ちと距離感を感じます」

4 バッドニュースを伝える技

考えたこと　Dさんは診断に対して疑心暗鬼になっている。転院前からの病名告知を行ないたくないという家族の意向が，病気について知りたいというDさんの意向よりも優先されている状況にあるようだ。

状況　主治医からも同様の相談がもちかけられた。「Dさんからなぜ腰が痛いのかと聞かれて本当に困る。尿管結石による痛みがこんなに長く続くなんてありえない。家族は"絶対に告知したくないから，ホスピスではなく当院を選んだ，死を連想させるモルヒネは使わないでくれ"ともいう。それで痛みをなんとかしてほしい，というのもよくわからない」という内容であった。

考えたこと　医師，看護師とも，Dさんの家族の意向は患者さんの益になっていないと感じながらも，解決の糸口が見つからず不全感を感じている。このままでは，患者-家族-医療者間の信頼関係を築くことが難しくなり，Dさんにとって必要な治療が遂行できない。

状況　専門看護師は，医療スタッフにお互いの困っていることを認め合うことが大切であり，自分たちの関わりに問題があると考える必要はないと助言した。現段階では，前医でDさんの意向がどの程度反映されて治療が行なわれていたのかわからず，Dさんに病名が伝えられない理由について詳細がはっきりしないこと，患者のおかれた背景にうまくいかない要因があるかもしれないことを，専門看護師の推測として伝えた。チームの困惑は限界に達しており，専門看護師が直接実践を行なう必要があると判断した。

考えたこと　受け持ち看護師による家族面談は繰り返し行なわれている。しかし，Dさんの気持ちの核心には迫りきれずにいる。家族とも心理的な距離感を感じている。Dさん自身が医療者との溝を広げないうちに，専門看護師が介入し，Dさんの気持ちを確認していこう。

状況　【Dさんと面談】
専門看護師が病室を訪問した。Dさんの床頭台には，眼鏡ケース，数冊の本，分厚い月刊誌，新聞が角をそろえて積み上げられている。薄型のCDプレーヤー，ラジオ，携帯電話などがベッド柵脇のボックスのなかに整列している。Dさんはヘッドアップした状態で読書中だった。専門看護師は病棟ラウンドとして訪問したことを伝えると，Dさんはしおりを本に差し込み，「いいですよ」と返答した。現在の痛みの程度，治療への希望に加え，今の病状をどのように思っているのかについて話を聞いた。

考えたこと　整然と整理されたDさんのベッド周囲である。腰部の持続的な痛みを伴いながらも，まだ自分の身の回りのことはできている。
病棟師長として病室を見回るときは，入院生活を送るうえでの不都合さ，困っていることなどについて質問している。今回は，専門看護師として関わるので質問の内容が異なるという意図を明確にしておくほうが，Dさんも返答しやすいだろう。

状況　**Dさん**●みなさん，親切にしてくれますが，治療の効果があるのかどうかわかりません。先生もよそよそしい感じです。尿管結石で長期入院した人なんて聞いたことがない。きっともっと悪い病気なんだと思いますよ。天皇陛下だって結局がんだったでしょ……。私の友

人もみんながんで亡くなっています。私の夫は20年前，脳出血であっという間に逝っちゃいましたけどね。三男もがんにかかり痛みが強くてたいへんだった。

考えたこと　医療者への質問内容や返答の仕方から，さまざまな病気に関する情報を自分の身に引き寄せて考えていることがわかる。これまで，人生におけるストレスフルな出来事にも対処してきたという自負を感じる。家族が，Dさんに病名を伝えられない理由はどこにあるのだろう。家族の関係性に原因があるのだろうか。

状況　**専門看護師**●ご主人のときは早かったんですね。息子さんは痛みが強くてたいへんだったんですね。Dさんの病気のことをご家族ともお話をしますか？
Dさん●息子たち夫婦とはあまり話しませんね。私に遠慮があるんだと思いますよ。
専門看護師●遠慮されていると感じているんですね。大事なお母様だから余計気を遣うのでは。
Dさん●家族それぞれいろいろあるのです。私は後妻だったから，自分で子どもを産んでいないのです。主人の先妻が早くに亡くなり，私とは再婚です。30歳で，一気に息子が3人(長男13歳，次男は12歳，三男3歳)できました。(子育てがいかに大変だったか切々と語る)三男がいちばん私になついてくれて……，主人が亡くなってから三男家族と同居していました。その三男も，病気がわかって1か月くらいで亡くなってしまった。最後はモルヒネを使って痛みをとってもらいました(と涙を流す)。もっと早く使ってもらえればよかったのに。もともと長男次男とはいろいろ感情のもつれがあるのです。

考えたこと　結婚生活のなかで，子育てはしたが，息子たちとのつながりは確信をもてないまま過ごしてきたようだ。家族がモルヒネ(医療用麻薬)を使いたくない理由は，亡くなった三男の病の体験からきていると推測できる。Dさんの言葉からは，モルヒネへの抵抗感を感じられない。

状況　**専門看護師**●ご家族に対していろいろな思いがあるのですね。感情のもつれはあるかもしれませんが，ご家族なりにDさんのお身体のことは心配していますよ。Dさんはご自分の時間をどのように過ごしていきたいと考えていますか？
Dさん●長男からも，私の病気は尿管結石と聞きましたが，三男と同じようなところが痛みます。もう93歳ですから，残されている時間は少ない。だから，早いうちに形見分けをしたいと思っています。腰は痛いし，右足はむくんでいる。腕も痛いですから，最後はきちんと整理して，主人のところに行きたい。
専門看護師●遺していきたいものがあるということですね。
Dさん●孫たちには私のことを忘れないでほしい。でも，痛みが強くて家に帰って動けるかどうか，日に日に自信がなくなっていることも事実です。この病院は痛みを緩和してくれるというから来てみたが，残念ながら期待したほどではない。息子から，先生にお願いしてほしいと頼んでいますけど。
専門看護師●先生とは十分お話ができていないのですね。直接聞いていただいていいのですよ。話のなかにはよいことも悪いこともあると思いますが，どうですか。
Dさん●悪い話を聞けば，悲しいですよ。憂うつな気分になると思いますが，それは仕方がありません。本当のことを知りたいと思っています。

専門看護師 ●今度，一緒に先生に聞いてみましょうか。息子さんにも私からDさんのお気持ちを伝えましょうか。
Dさん ●そうしてください。そのときは息子たちも一緒に聞いてもらいたい。

> **考えたこと**
>
> Dさんには家族との歴史のなかに，自分が生きてきた証を遺していきたいという強い希望がある。
> がんという病名に家族が拒否感を抱かないように配慮し，今回は病棟師長として息子さんに電話しよう。
>
> | keyword | 生きてきた証，生きる希望 |
>
> Dさんはバッドニュースを聞いたときの自分の反応を予測している。自分のことは自分で決めたい，自分の病状を知りたいという意思は明確である。その一方で，息子たちや医師に対して率直な自分の気持ちを表出していない。Dさんと家族の意向が相反している。Dさんの知りたい気持ちを擁護するためにも，家族と話し合う必要がある。
>
> | keyword | 知る権利，倫理原則
> | | （自律の尊重，無危害，善行，正義・公平）
>
> | 原則 |
>
> 医師などの医療従事者から適切な情報の提供と説明がなされ，それにもとづいて患者が医療従事者と話し合いを行ない，患者本人による決定を基本としたうえで，終末期医療を進めることが最も重要な原則である（終末期医療の決定プロセスに関するガイドライン）。

家族と面談し，告知に向けて調整する

状況 【Dさん家族（長男次男夫妻）と面談】

専門看護師はDさんと面談したあと，病棟師長として長男に電話し，今後のケアの方向性について相談したいと申し出た。長男次男夫婦が翌日来院してくれることになった。それと同時に，専門看護師からDさんの希望を家族に伝えることをチームカンファレンスで承認してもらった。そして，Dさんに病名告知をすることになった場合の時間と場所の調整を行なった（主治医がゆとりをもって説明でき，受け持ち看護師と専門看護師が同席できる日時と場所の選定）。

> **考えたこと**
>
> | 原則 |
>
> チームメンバーとの情報共有はタイムリーに行なう。専門看護師の行動をチームに伝えることは重要である。チームの注目を患者に集めれば，告知後のチーム支援力を強めることができる。

状況 【家族面談】

最初に専門看護師が，自分の立場（病棟師長，がん看護専門看護師）を説明した。「がん看護専門看護師」という名札は，病名を知らされていない患者への配慮として，ふだんから身につけていないことを家族に話した。今回は，専門看護師としてDさんと面談したことを報告し，Dさんが病気のことについて詳しく知りたいという気持ちがあることを家族に伝えた。

Dさんは高齢であるがゆえに，自分に残された余命を察知し，形見分けをしたいと考えていること，そのためには痛みを緩和する必要があること，痛みが緩和すれば，しばらく現在の日常生活動作が保てる可能性があることを説明した。症状マネジメントを行なうために，モルヒネを使用する可能性が高いことも伝えた。

　そして，長男にモルヒネの使用を好まない理由，病名告知をしない理由について単刀直入に質問した。

考えたこと　家族におけるモルヒネへの抵抗感の原因を確かめよう。

状況　**長男**●弟(三男)が昨年亡くなったが，痛くてどうしようもないので，モルヒネを注射してもらったら，その2日後に亡くなってしまった。モルヒネのせいで亡くなったわけではないとわかっているが，モルヒネは死ぬ間際に使う薬だと思っている。そんな薬を母に使わせるわけにはいかない。

　病名告知をしない理由は，弟が昨年亡くなったあとの母の落ち込みから，がんとわかればあとが大変になると思っているためだ。がんと伝えて，何かいいことがあるのですか。そう思うと伝える自信はない。

考えたこと　兄弟の喪失から1年が経過したばかりだ。家族全体が，まだ悲嘆の回復過程にあるようだ。モルヒネや病名告知に関して否定的であったのは，三男との死別体験に起因していると判断した。

keyword　喪失体験，悲嘆の回復

状況　次男も同様の考えであった。長男次男とも，三男の他界によりDさんと自分たちをつなぐ者がいないことから，母親に対する関わりに自信がないようであった。そこで，専門看護師は息子2人の責任で，病名告知をするのではないことを強調した。Dさんの希望，家族の考え，そして真実を伝えることで患者さんやご家族が得られるメリットが大きいと考えられること，病名告知は医療者もともに責任を担っていくことを伝えた。長男次男夫妻でよく検討し，病名告知，モルヒネの使用について結論を出してもらえるように伝えた。

考えたこと　家族の判断で病名告知やモルヒネの使用を決定するのではなく，医療者もその責任を共有することをしっかり伝える必要がある。

　バッドニュースを伝える際は，医療者もともに支援し続けるという意思を表明することが重要と考える。そのためには，伝える状況設定として時間と場所，そして人の調整に最大の配慮をしたい。

keyword　患者・家族・医療チームでの責任の共有

原則

バッドニュースを伝える前
　患者・家族の病状認識，意向，気がかりなことを確認する。落ち着いて話し合いができる時間や場所の確保し，一緒に話し合いに参加してくれる人(支援者)を調整する。

伝えている最中
　話し合いが中断されないような環境を設定する。患者・家族が聞きたいことが

聞けているのかを確認し，必要に応じて代弁機能を果たす。
伝えたあと
理解の程度を確認する。情緒的サポートやチームでの情報共有を行なう。

> **keyword** 最期の過ごし方を話し合う，アドバンス・ケア・プランニング

状況　〈Dさんへの病名告知〉

2日後，長男次男夫妻から主治医に，本人に病名告知をしてほしいという返事があった。この申し出のあと，再度専門看護師がDさんに，現在の病状について知りたいという意思を確認した。説明日時を調整し，長男次男夫妻が同席でき，主治医と受け持ち看護師，専門看護師が説明の場に揃い，病棟の業務が落ち着く翌日11時にDさんの病室で行なうことになった。本日中に，主治医から長男次男夫妻に，説明内容を伝えることを約束した。

翌日，主治医からDさんに腎細胞がん，肺と左上腕骨に転移があることが伝えられた。痛みの原因はじつは主に腎細胞がんであったことが説明されたとき，Dさんは大きくうなずいていた。今後の病状の変化として，腎細胞がんが大きくなると腰痛も強くなり，体動困難となるため，モルヒネの使用が適切であること，しかし，身体に負担のかかる治療は今後もしないほうがよいことが伝えられた。Dさんは「痛みが和らぐための治療はしてください。でも，命をいたずらに延ばすような治療は結構です」と即答した。

長男はDさんに，「弟（三男）も亡くなったばかり。がんと伝えたらお母さんにつらい思いをさせてしまうと思っていた」と，正直な気持ちを語った。専門看護師は，Dさんが病名を知りたいと聞いていたので，ご家族とともに伝えるに至ったこと，今後の療養生活については，Dさんの希望を第一に聞きながら，家族と医療チームで支援していくことを約束した。

Dさんは，「知ってよかった。もっと早く教えてくれたら時間を無駄にしなかったのに」と号泣しながら，「自分の身の回りを整理したいので，一度家に戻りたい」と希望を述べた。

翌朝からモルヒネの服用を開始し，3日間で伝い歩きによるトイレ歩行ができるようになった。体動前の予防的レスキューを使用することで痛みの緩和を図ることができたため，病名告知から2週間後に外泊，3週間後に退院，そして在宅療養中に，形見分け，遺産相続などの話し合いを行なうことができた。

【その後の経過】

2か月後，Dさんは急激な意識障害を呈し，緊急入院となった。そして，数日後に永眠された。長男次男はDさんを看取ったあと，「正直に伝えたことで，残された時間の過ごし方について，母と話し合えるようになった。短い介護期間であったが，母との間に生じていた軋轢は，介護を通して少し和らげることができたかもしれない」と語った。

極意と秘訣

　この事例は，転院直後から積極的に関わってきた受け持ち看護師と主治医が，家族の意向に阻まれて治療に行き詰まり，患者への治療・ケアに対する不全感を感じて，専門看護師に相談してきた。専門看護師は，患者が現在の治療に不満を抱き始めたこと，医療スタッフとの溝が深まらないうちに，状況を速やかに改善する必要があると考え，介入を試みた。

　前医での病状経過から，家族は病名を伝えないことのデメリットについて考えるゆとりはなく，Dさんの最期の過ごし方についても，どのように考えたらよいのかわからなかったと推測する。さらに，Dさんの三男のがん死から1年が経過した今，再びがんという病気に向き合わなければならないつらさもあったと思われる。

　しかしながら，Dさんと家族，そして家族と医療者との関係性のなかで，どんなに関わっても近づきがたい距離感があることを受け持ち看護師が気づき，専門看護師も同様に察知した。家族の患者への関わり方に，私たちが違和感を感じるとき，患者と家族の関係性はどうか，両者の価値観に相違はないかといった視点をもつことは，家族システムにアプローチを考えるうえで大切である。

　患者と家族の絡み合った歴史という紐を解きほぐすプロセスのなかで，家族が考える患者にとっての最善と医療者が考えるそれとは一致しない理由を見出すことができる。さらに，患者・家族がおかれた背景を理解しようとする努力は，患者・家族と医療者間に生じてしまった溝を埋め，安心して話し合える場づくりにつながると考える。

　専門看護師がオープンに話し合える場を迅速に調整したことで，患者とその家族は互いの真意を理解し，治療・ケアの方向性を考え直す好機を得た。

　今回は病名告知というバッドニュースを伝える場としての設定であったが，がんを伝えるか伝えないかということにとらわれず，患者の知りたい権利を尊重し，患者にとってのバッドニュースが少しでもグッドな機会になるように，患者・家族，そして医療者がチームを組んでいくことが大切である。そのようなチームづくりを，専門看護師が担っていくことも重要な役割であると考える。

COMMENT

　医療者は患者中心の医療の提供をめざしているが，患者共通の決まったレベルや方法があるのではない。個々の患者に安らぎのある日々を過ごしてもらうために，個別に検討・実施していく必要がある。今事例の専門看護師は，倫理的にも医学的にも望ましい方向転換を果たすうえで，医療チームに大きな貢献をした。もちろん，患者には知らずにいる権利もあるが，知る権利もある。A総合病院の医師が「腎細胞がんであることを本人に伝えるか，抗がん剤治療を行なうか否か，家族内で話し合って決断するように」と，家族に最初に話をもちかけることは本来行なってはならないことである。まず最初に，患者に対して病状の詳しい説明を聞きたいかどうかを尋ねるべきである。もちろん，何か事情があったのかもしれないので，断定的なことはいえないが。

　専門看護師が最初の面談で示した最初の疑問と想像力——「家族がDさんに病名について伝えられない理由はどこにあるのだろう。家族の関係性に原因があるのか？」，そしてその後の患者とのやりとり・進め方・受け方を味わってほしい。

　「ご家族に対していろいろな思いがあるのですね」「遺していきたいものがあるということですね」という受け方，「先生とは十分お話ができていないのですね。直接聞いていただいていいのですよ。話のなかにはよいことも悪いこともあると思いますが，どうですか」という進め方をよく学んでほしい。

　ここでの専門看護師は，裏方ではなく，表に出たプレーヤーとなった。主体的なコーディネーターとして，倫理的・医学的に，この患者にとって望ましい展開になるように貢献した。この世を去る患者だけではなく，あとに残された家族にも癒しを与える機会を，医療チーム全体に与えた。（大生）

I｜俯瞰的視点　CASE 5

手のかかる患者の受け入れに伴う「チームの不安」と向き合う

☐ 実践
☐ コンサルテーション
☑ コーディネーション
☐ 倫理調整
☐ 教育
☐ 研究

急性・重症患者看護専門看護師
荒井知子

　E氏(60代, 男性)は, 大腸がんのため回盲部切除を受けている。今回の入院では, 腹膜播種によるイレウスのため, ストマ造設が必要となった。E氏には知的障害があり, 知能は5～6歳程度と推定されている。自己コントロールが十分できず看護師に暴力的になることもあるが, 人懐っこい面もあった。しかし, E氏の術後ケアはたいへんそうだという認識がスタッフに蔓延していた。

　専門看護師は, 患者の環境への適応力と病棟看護師の力量から判断して, 当該病棟で術後もケアをすることが適切であると考えた。そこで, 病棟師長の了解を得て, 病棟看護師たちとのカンファレンスを開く。「E氏にとって, 術後のケアはどこで行なわれるべきか」と問いかけた。

　専門看護師は, 病棟看護師たちの不安に耳を傾け, 具体的な術後ケアの内容を提示した。そして, プライマリ・チームを募って編成し, 病棟がE氏を受け入れた。E氏のケアを成功させたことで, 看護チームは大きく成長した。

　E氏を受け入れていくプロセスには, E氏の重症度とチーム力を査定し, 具体的な準備を計画した「プランニングプロセス」, カンファレンスにより看護チームの決断を促す「コーディネーションプロセス」, そして, ケアチームを編成して安全にケアを実施することを支える「ケアリングプロセス」があった。各プロセスには常にリフレクションがあり, 先を見通した計画と, やればできるという自己効力感がそれを支える。(井部)

> E氏　60代　男性
> 大腸がん再発，(既往歴)糖尿病，知的障害

事前情報　E氏は3年前，大腸がんの診断を受け，回盲部切除術を受けた。その際に腹膜播種が見つかり，外来化学療法を導入しCVポートを挿入したが，ポート感染があり，予定の化学療法が実施できなかった。そのため，内服による化学療法を実施したところ，腹膜播種からのイレウスとなり，腹痛，嘔吐を主訴に専門看護師の所属する病棟へ入院することになった。

専門看護師は部署内の患者のケースマネジメントを行なっており，そのアセスメントによって介入を開始した。

E氏にとって入院生活がストレスになってしまうため，症状が安定し次第，退院となったが，イレウスに対する保存的治療に限界があることから，手術療法が検討された。

E氏は知的障害をもち，知能は5～6歳程度と推測された。体格は身長175 cm，体重80 kg程度。家族によると，性格はわがままだけれど，明るい。人の表情を敏感に読み取り，他者の感情を理解するところがある。また，気に入らないことがあると，枕やタオルを投げつけることがあるという。他院では，医療者となじめず，外来受診の時点で診療ができない状況となった。

現在は，外来担当医師と抵抗なく接し，うまくコミュニケーションをとることができている様子であった。人見知りではあるが，はにかんだ笑顔で，医療者を「お兄ちゃん」「お姉ちゃん」と呼び，人懐っこい一面をもちあわせていた。

主たる介護者は，ただ1人の肉親である姉である。家庭は経済的に豊かであり，自宅にヘルパーが通って患者の身の回りの世話を手伝い，近所の住民や親戚の助けも得られていた。自宅内で好きなように暮らしており，昼夜は逆転傾向で，夜に寂しくなったときは，愛犬と遊んで紛らわせていた。好きなことは，食べることと入浴である。

現状を把握し，起こりうることを予測し，準備を整える

状況　〈術前のE氏とその状況〉

入院したE氏は，夜になると辛抱ができず，「家に帰りたい」「姉に電話したい」と繰り返した。時に癇癪を起こして看護師を叩く，蹴るということもあった。姉から叱られると，素直に謝るが，同様のことが繰り返された。看護師が付きっきりになることも多く，E氏のケアには人員配置の調整を必要とした。身体の大きなE氏からの暴力は，少なからず看護師を困らせた。E氏のストレス対処のため，姉と協力してE氏の好きなセミ取りや散歩につきあうなどの対応を続けた。

「E氏だからしようがないね」「E氏のペースに合わせてやっていくしかないね」とカンファレンスで話し合うなか，手術療法の方針が決まり，状況によってはストマ造設が行なわれることも確定した。

姉は「こんな子が手術なんてできないと諦めていたけど，3年前，やってよかった。今回は，手術をしないことも考えた。食べることが大好きな子だから，食べられないなら生きている意味がないと思った。でも，ご飯が食べられるようになって抗がん剤治療ができたらいいなと思います」と話した。E氏自身は，「手術はこわいが，痛みのもとになっている臍部の腫瘤をなくしてほしい」と思っていた。

E氏が手術を受けると，術後はドレーン管理のため鎮静・人工呼吸管理が行なわれる。担当医師は，できれば人工呼吸管理は避けたいが，何度もチューブ類を計画外抜去している患者の状態からすると，ドレーンだけは抜去されないようにしたいという。3年前の手術時は，術後の人工呼吸管理のためICU病棟へ入室したあと，現在専門看護師の所属する病棟へ転床してきた経緯があった。今回は術後の病棟は確定していない。

　担当医師に，術後ケア病棟をどうしようと思っているかを尋ねた。すると，「ICU病棟でと思っていたが，もしここで看てくれるのなら，E氏にとっても慣れている環境であるため，そのほうがよいが，自分たちはどちらでも大丈夫だ」と話した。そこで専門看護師は，「人工呼吸管理に不慣れな部分は，病棟師長と専門看護師が支援を行ない，きちんとみていけるようにします」と返答した。

考えたこと

　専門看護師は，E氏は他人に慣れることに大きなストレスを感じ，場所が変わることで不安が高まると判断しており，馴染んでいるこの病棟で術後から退院までのケアを実施するほうがよいと考えていた。また，E氏の全身状態から，手術侵襲で重症化する可能性は低く，人工呼吸管理に伴う合併症予防を適切に実施すれば，この病棟でE氏を安全にケアすることができるとアセスメントしていた。そして，回復期からのリハビリテーションでは，周術期ケアを専門に行なうこの病棟でのケアが力を発揮することになると思っていた。

　この病棟におけるケアの強みは早期離床ケアであり，少し筋力が低下しているであろうE氏を積極的に動けるように援助し，E氏の自由な動きを許容して，臨機応変に対応することができるだろうと考えていた。

　しかし，スタッフたちはどう考えているかはわからなかった。E氏は皆にとって，憎めない，愛される側面をもつ患者であったが，一方で手間のかかるたいへんな患者であったからである。加えて，専門看護師の所属病棟のスタッフは，人工呼吸管理にやや不慣れであった。そのため，E氏の術後ケアを行なうことに対して，スタッフの不安や緊張が高まる可能性があると考えられていた。専門看護師は，まず看護チームの考えを知り，チームで患者をみる準備を整えようと考えた。それには担当医の考えを確認し，チームの責任者である病棟師長の合意を得ておく必要がある。

原則

　専門看護師は患者の推移を見通して，状況に合った働きかけを行なうべく行動する。潜在する問題の予測を行ない，予防的な働きかけを考える。

不安に向き合いチームの成長を促す

状況　〈看護チームへの働きかけ〉

　看護チームの責任者である病棟師長とは，日頃から管理方針やチームへの教育方針を話し合っており，師長の考えは把握していた。E氏のケアを病棟で引き受ける責任について，専門看護師と同様の考えであることはわかっていた。そこで，チームに対する専門看護師のアセスメントを示し，担当医師と話したこと，準備を整えるためカンファレンスを開催したいことを伝え，病棟師長の同意を得た。

考えたこと

　専門看護師は，看護チームがE氏のケアに尻込みしているだろうととらえていた。スタッフにとっては少しハードルが高いケアになると考えられたからである。しかし，ケアの責任はケアを実施していくチームの皆にあるため，自分たちで決めていく必要がある。その方略としてカンファレンスを行なうことが適していると思った。

　話し合っていくなかで，スタッフそれぞれがもつ役割意識に働きかければ，自分たちで答えを出せると思った。また，これはチームにとってのチャレンジにもなるだろう。まず，チームの気持ちの動きを敏感に理解するように努めようと考えた。

原則
- 患者の最善の利益を考え，チームの結束を固める。
- 専門看護師は，看護チームが問題に立ち向かうために，建設的な交流がもてるように働きかける。その際には，チームに対して誠実に対応する。
- 看護チームの臨床的な成長を促進する。

状況

　カンファレンスでは，「もしこの病棟でE氏をケアするとしたら」という仮定から話を始めた。少し戸惑ったようにみえた看護チームからは，徐々に「何かあったら心配」「入退室が多い忙しい病棟でのケアは難しいのではないか」「ICU病棟のほうが慣れていてよいのではないか」と声が上がった。

　実施するケアについて具体的に心配な点は，「鎮静がうまくいかない場合にドレーンを抜去される」「人工呼吸器下のケアが不慣れである」「暴れると対応ができない」などであった。

　そこで専門看護師は，「入退室が多くて忙しいと感じるのは事実であると思うが，ジェネラルのICUは忙しくないのだろうか」「忙しい病棟ではケアすることができないのだろうか」と話した。そして，ケアで心配な点の1つひとつについて，「それはICUの看護師でも同じように思うことだろう」と伝えた。

　E氏にとっては，どこでどのようなケアをされることが望ましいのか，まずE氏にとっていちばんよいと思われることは何なのかということを考えるところから始めてみようと呼びかけた。次第に，「E氏が慣れた環境でケアをするのが望ましいのではないか」という意見が出始めた。しかし，「この病棟で受け入れましょう」という発言はなかった。

考えたこと

　看護チームは，E氏中心のケアの考え方をもっている。しかし，何かあったら心配であり，踏ん切りをつける決め手に欠けていた。ここは，専門看護師が実践を保証し，補う役割を取る必要があると考えた。

原則
- 看護チームの安全と安心の要として専門看護師が存在している。
- 専門看護師の考えた患者の推移，対応について解釈したことを共有することで，安心を提供し，思考と実践の学習の機会とする。

状況

　専門看護師が口火を切り，「今回は，皆で一緒にやってみよう」「専門看護師がプライマリナースになって，ケアの責任をもとうと思う」「1人では無理なので，一緒にプライマリナースをやってくれる人を募集したい」と話した。

　また，E氏のケアについてのアセスメント内容を伝えた。「合併症のリスクは高くないと

考えているが，人工呼吸器管理期間が 36 時間を超えて長期化することから，人工呼吸器関連性肺炎の予防に努める必要があり，ヘッドアップや口腔ケア，無気肺予防のための体位調整を適切に行なう必要がある」「前回の手術後の経過をふまえた皮膚トラブルを防ぐケアが必要である」など，具体的に話した。

　そのカンファレンスのあと，数名からプライマリナースの申し出があり，チームが結成された。こうして看護チーム全体でのケアを推進していくことになった。術後も「この病棟でケアをしていきたいと思っている」と姉へ伝えたところ，「ここは明るいし，慣れているところなので安心です」と言われた。専門看護師は前述のケアについて，姉にも看護計画を写真で具体的に示した。

　術後は，E 氏の様子や変化について，たびたびスタッフから専門看護師に報告があった。なかには，E 氏自体を受け入れられない苦しさを表現するスタッフもいた。スタッフにはそれぞれの E 氏が存在していた。退院後，1 人のスタッフから今回のケアを通して，「"最善を尽くす" ということを考えることができました」という言葉があった。

極意と秘訣

　E氏の手術前後のケアでは，3つのプロセスを経ていた。まずプランニングプロセスとして，患者の重症度，看護チームの力から，先行きを予測し，E氏にとって望ましいケア環境を見通すようにした。そして，チームによるケアは安全に行なえると判断した。問題はE氏ではなく，チームの責務の考え方にあった。

　コーディネーションプロセスでは，カンファレンスによってチームの価値観に働きかけた。チーム調整では，専門看護師が考える正しいことだけを伝えても，押しつけとなってしまう。チームの不安を察知し，気持ちの動きに共感することが必要である。患者中心の考えを基本とし，この患者にとって望ましいことは何かを，私たちの責務に照らして考えてみることが，看護師のもつ役割意識を揺り動かし，皆で答えを出して前進することにつながった。

　ケアリングプロセスとして，ケアの安全性についてチームの心配が大きく，専門看護師はそこを担保することが必要であった。つまり，専門看護師の存在の仕方そのものがチームの安心となるように関わることが，チームとの協働に不可欠であったと考える。

　患者のよりよいケアは，よりよい結果に結びつく。そのよりよいケアのあり方を検討し，チームに関わることが大切である。それは専門看護師の存在意義でもあると考える。

COMMENT

　一筋縄ではいかない，非定型的な事例に対して，未確定部分を含めつつ俯瞰し，そして立案・実行・評価のサイクルを回している専門看護師の姿がわかりやすく表現されている。

　専門看護師はまず前提になるケア・医療のリスクを評価する。「手術侵襲で重症化する可能性は低く，人工呼吸管理に伴う合併症予防を適切に実施すれば，この病棟でE氏を安全にケアすることができると査定」したうえで，診療責任医師に確認し，チーム責任者の病棟師長の合意を得る。実際のケアを行なうチームメンバーのコミットメントを促すうえで，専門看護師はカンファレンスで看護師のそれぞれがもつ役割意識に働きかけた。

　そして，一定の反応を確認し，患者にとっていちばんよいと思われることは何なのかという最も基本的な質問への気づきの獲得を促した。さらに，チームの行動への踏み込みが弱いときには，一気に口火をきる役割も果たしている。つまり，専門性をもって評価したセイフティネットを確保しつつ，チームメンバーにチャレンジさせているのだ。

　術後のスタッフの声として紹介された「E氏の様子や変化について，……E氏自体を受け入れられない苦しさを表現……。スタッフにはそれぞれのE氏が存在していた。……今回のケアを通して，『"最善を尽くす"ということを考えることができました』という言葉があった」などは，スタッフの変化を認識させるものであり，専門看護師への何よりの報酬であったことだろう。

　専門看護師の多様・多面的な，そしてしたたかな計算とつかず離れずの心地よい距離感を私は感じている。（大生）

第II章 専門的な臨床判断と実践力の融合

　臨床判断とは,多様な臨床症状やデータを統合し解釈する能力といわれている。専門看護師は患者の変化をエビデンスや生体機序,薬物効果などの知識をベースに,1つの反応や異常値のみに着目するのではなく,多角的な情報を関連させて判断し,実践へとつなげている。また,実践では的確なタイミングでケアを実施し,患者のリスクコントロールや早期回復への援助という患者のQOL向上の効果をもたらしている。

　専門看護師は,専門領域特有の身体評価やデータ収集を行ない,患者の表現する症状をマッピングするというアセスメントを行なうことで,介入すべき課題を焦点化し,課題解決のための実践計画を立て実施している。これは専門看護師1人の実践ではなく,周囲の医療者を巻き込みながら効果的に協働していくものである。

II 専門的な臨床判断と実践力の融合　CASE 6

患者の「ふみとどまる力」を支える

☑ 実践
☐ コンサルテーション
☑ コーディネーション
☐ 倫理調整
☑ 教育
☐ 研究

急性・重症患者看護専門看護師
宇都宮明美

　この事例は，高齢者の弁置換術後の数時間に展開された急性・重症患者看護専門看護師の思考と実践の状況である。専門看護師は患者を観察し，患者と話をし，受け持ち看護師と意見交換している。
　緊迫した日常の場面では，専門看護師の思考は必ずしも十分に表出されない。専門看護師は，理論上，経験上，すでにいくつかの原則（命題）をもっている。それらを駆使して結論を導き出し，次の行動につなげていくダイナミックな様子がみえる。
　まず，患者の基礎情報から一定の思考をし，仮説を立てる。抜管後の呼吸・喀痰・尿量・意識状態・座位，そして「じっとりした発汗」を気にしている。ガイドラインを参照して，一晩NPPV（非侵襲的陽圧換気療法）のマスクを装着して呼吸補助をすることで，せん妄を防ぎ，再挿管することなく，翌日の早期離床を促そうとしている。患者との会話も絶妙である。（井部）

Fさん　80代　男性　大動脈弁狭窄症

事前情報　Fさんは，生来健康で農作業をしていたが，3年ほど前から労作時の息切れを自覚する。今回は，風邪の罹患を契機に呼吸困難感が出現した。近医で大動脈弁狭窄症と診断され，手術目的の入院となる。
　Fさんは，NYHA分類（New York Heart Association心機能分類）Ⅲで，心疾患を有し，そのために身体活動が高度に制限される。安静時無症状だが，通常以下の活動で疲労・動悸・呼吸困難・狭心症状をきたすレベルである。
　このとき，専門看護師は，病院内でフリーに活動しており，病棟ラウンドしていた。

熟達な観察から術後の変化を予測する

状況　術前心エコー：AVA(大動脈弁弁口面積) 0.7 cm^2，PG(左心室 - 大動脈圧較差) 99 mmHg，EF(左室駆出率) 35％，FS(左室内径短縮率) 29％

と，Fさんは重度な低心機能であった。

術式：大動脈弁置換術

術中バランス：+2800 mL

術後麻酔覚醒良好，尿流出良好，BP 100～110 mmHg，CI(心係数) 2.1～2.2，PAP(肺動脈圧) 36～40/22～26，P/F(酸素化係数) 260

翌朝(術後15時間後)に抜管を実施する(この施設としては通常通り)。

考えたこと　Fさんは高齢者であり，術前に風邪を契機に心不全症状が出現しており，心エコーのデータでは，心筋へのダメージが高度に存在する。術中バランスとしては，水分過多な状況ではないが，術後1日目としてはサードスペースへの移動が予測できる。

心内データからは，Forrester分類でのサブセットⅡである。人工呼吸器離脱により，陽圧呼吸から陰圧呼吸へと呼吸様式が変化することにより，リフィリング(侵襲から回復する時期になると，サードスペースで非機能化されていた細胞外液が，機能化細胞外液となって血管内に戻ってくること)や静脈還流増加が始まることも予測できる。

以上のことから，呼吸困難感の出現，呼吸状態の悪化を注意深く観察していくとともに，今後の尿流出状況と水分バランスなどの全身状態の把握が必要である。

また，高齢者に多い術後せん妄を予防する意味からも，カーディアックポジションを取りながら，苦痛緩和と現状認識促進の援助を行なっていくことが重要である。

原則　カーディアックポジション

下肢下垂座位。換気量の確保，呼吸仕事量軽減のために，この姿位をとることは呼吸管理上有効である。

状況　【抜管直後】

Fさんには酸素10Lマスク，カーディアックポジションを実施した。意識レベルは清明で，「大丈夫，しんどくないよ」と返答する。肺雑音が聴取されるが，明らかな異常音はなかった。

呼吸回数 28回/分，SpO$_2$ 97％

血液ガスデータ：pH 7.38，Po$_2$ 103 mmHg，Pco$_2$ 38 mmHg，BP 100 mmHg，HR 100回/分(ペースメーカ作動中)

白色痰を中等量自己喀出できるが，ときどき喉元で貯留し，看護師が吸引で補助している。少し肩呼吸をしている。

看護師●なんとか抜管ができました。しっかり深呼吸もできています。

専門看護師●だけど，ここから水が戻ってくるから要注意よ。もともと心機能がよくないから，へばってくる可能性が高いので，1時間は要注意でみていこうね。

水のことが心配だから，主治医に利尿剤のことを依頼しておきます。

看護師●わかりました。では1時間後に。

専門看護師はFさんに声をかけ，様子を確認する。

専門看護師●Fさん，がんばって座ってくれていますね。大丈夫？

Fさん●(うなずき，笑顔で)うん。ここの看護師さん怖いからな。黙って言うこと聞いておきます。

専門看護師●そう，私も実は怖い。言うこと聞いておいてね。

Fさん●(右手指でOKを出す)

　Fさんは，呼吸困難の程度は低く，冗談も言えている状況なので，余力があると判断した。

考えたこと
　Fさんの呼吸状態としては，酸素化・換気能も問題はない。痰の自己喀出が可能である。意識の混濁なども認めないことから，呼吸状態としては安定していると考える。
　しかし，呼吸労作による心負荷の増加，リフィリングなどによる急性心原性肺水腫の可能性が存在するため，1時間後に再評価を行なうことにする。
　医師には利尿剤の使用を提案する。

原則
　急性心原性肺水腫の治療方針は，薬物療法と呼吸管理を第一選択として推奨している。

状況　【1時間後】
　訪床すると，呼吸回数36回/分，SpO_2 93%で，Fさんの四肢はじっとりと汗ばんでいる。オーバーベッドテーブルに手をつき座位をとっているが，痰の性状・量とも変化はない。痰の自己喀出も可能である。尿流出0.5 mL/kg/hは維持できている。
　血液ガスデータ：pH 7.36，Po_2 73 mmHg，Pco_2 42 mmHg

看護師●尿量はキープできていますが，SpO_2が下がってきました。大丈夫でしょうか？

専門看護師●この1時間は痰の量と喀出状況が心配だったんだけど，この点では問題なさそうですね。早期の再挿管は痰の喀出不良が多いから。少し汗をかいているのが気になるわ。

看護師●不整脈などは出ていませんけどね。

専門看護師●不整脈が出てからだと，対処は遅くなるし，再挿管になってしまう。それは回避したいから。

看護師●そうですよね。Fさんもがんばっていますものね。

専門看護師●とりあえず，NPPVをスタンバイしてくれますか？　高齢だし，悪くなると余力がなくなって，あっという間に増悪するからNPPVをするなら，早めに導入しましょう。

看護師●では，そのときにガス取っときます。

専門看護師●ありがとう。
　専門看護師はFさんに近づき，声をかける。

専門看護師●Fさん，呼吸は順調そうだけど，もともと心臓が悪いから，また喉に管を入れないといけなくなる可能性があるの。でも，なるべくそれは避けたいので，無理しない程度にがんばってくれますか？

Fさん●何をがんばったらいいの？

専門看護師●怖い看護師さんの言うこと聞くこと！(3人で笑う)

考えたこと

　Fさんは，SpO₂の低下をきたしている。しかし，体幹保持も可能であること，痰の性状・量とも変化がないこと，尿流出には問題ないことから，再挿管の必要性は低いと考える。
　データとしては大丈夫だが，心不全特有のじっとりとした発汗をしているのが気になる。急性心原性肺水腫の出現に注意が必要である。
　NPPVをスタンバイして経過観察とする。30分後に確認する。

原則

　急性心原性肺水腫の酸素療法は，酸素マスクが有効でない場合，NPPVの導入を日本呼吸器学会NPPVガイドラインでは推奨している[1]。

NPPVを早期導入して再挿管を回避する

状況　【30分後】
　Fさんの呼吸回数，SpO₂，血液ガスに変化はない。痰の性状・量も変化はない。Fさんはベッドにもたれかかるようにして座位をとっている。

↓

　専門看護師は，医師に呼吸状態からNPPVの必要性を報告し，NPPV導入となる。NPPV：FiO₂ 0.4，CPAP（PEEP5 PS5）で開始となる。

看護師●変わりないですね。
専門看護師●でも，へばってきてますね。自分で座れなくなってる。腹筋（体幹保持）は呼吸には重要よ。NPPVするね。
看護師●そうですね。夜間急変するのも怖いし。
専門看護師●あまり無理させるのは，せん妄になってしまうからね。この状況でせん妄になってしまうと，再挿管・離床遅延につながりやすい。
看護師●たいへん。それではNPPVをつけますね。
専門看護師●お願いします。まずは5-5（NPPVの設定条件で，PEEP5 PS5という意味）でね。

考えたこと

　Fさんは，体幹保持が取れなくなってきている。体幹保持と呼吸筋運動は相関関係があるため，呼吸筋の疲労も考えられる。NPPV導入をすることによって，呼吸を補助し，呼吸仕事量の増加や心負荷の軽減をめざす。
　また，この年齢で，呼吸困難感が継続し，夜間の睡眠が得られないと，100％せん妄を発症する。夜間に向けて，呼吸状態の安定化は必須である。
　ただし，高齢であり，早期離床を図ることが重要なため，NPPVからは早期離脱していく。そのため，翌朝からは医師と共同で作成したプロトコールを使用し，離脱を進めていくよう提案する。

状況　**専門看護師**●Fさん，今のところ呼吸も心臓も問題ないけど，夜に急に息苦しくなってもたいへんだから，ちょっときつめのマスクさせてもらってもいいですか？
Fさん●いいよ。（NPPVマスク装着）
専門看護師●痛かったり，苦しかったりしない？
Fさん●大丈夫。

看護師●もし，かなり嫌がるようでしたら，先生と相談して，鎮痛・鎮静を考えます。
専門看護師●お願いします。朝からはプロトコールでお願いします。
看護師●はい。
Fさん●帰るの？　気をつけてな。（手を振る）

【NPPV装着後】

呼吸回数 28 回/分，SpO_2 97%

血液ガスデータ：pH 7.38，Po_2 96 mmHg，Pco_2 38 mmHg

　FさんはNPPVマスクを嫌がることなく，笑顔を見せる。

　以後，プロトコールに則り，翌日昼にはNPPVから離脱した。それ以降はSpO_2の低下するようなエピソードはなかった。

【引用・参考文献】
1）日本呼吸器学会NPPVガイドライン作成委員会：NPPV(非侵襲的陽圧換気療法)ガイドライン　改訂第2版．南江堂，2015．

極意と秘訣

　この患者のケアのポイントは，再挿管しないで「患者のふみとどまる力」を見極め，サポートすることにある。

　本事例の場合，①高齢者であり，術前の情報から，人工呼吸器離脱に際し，静脈還流増加に伴う心負荷，急性心原性肺水腫出現の可能性を考えておくこと，②人工呼吸器離脱後の呼吸補助による呼吸仕事量の軽減，③患者にオーバーワークさせず，意欲を保持していくことの有用性，以上の3点が思考と実践の要点である。

　呼吸状態の観察だけにとどまらず，患者の意識レベルと意欲，疲労感などを患者との会話のなかから判断すること，体幹保持や痰の自己喀出状況などから，筋力と予備力の査定が重要である。

　また，NPPVの早期導入を判断することで，患者の疲弊を予防し，全身状態を安定化させながら，見通しをもったケアを実践したことにより，再挿管を予防することができた。

　急性期におけるbest practiceには，思考と実践を同時に行ないながら，臨床知を活用しつつ，ガイドラインなど評価となる指標を基盤にもつことが必須といえる。

COMMENT

　術後から翌日にかけ，ぎりぎりの対応の様子がいきいきと描写されている。専門看護師がその時点まで蓄えてきた，個々の患者さんの物語を，Illness script（同様な症例の経験）にして，ある特定の着目すべき所見（痰の喀出状況，発汗など）から，その先を推理・予想していく様子が伺える。

　また，専門看護師が教科書的には用いないような指標（あるいはごく軽い変化といってもよいかもしれない）を用いて，患者さんの評価をしていることに深く感動した。特に「冗談も言えているので，呼吸困難の程度は低く，余力があると判断」の行である。一般性や客観性は乏しいかもしれないが，個々の患者に適合した，とても敏感な指標になるだろう。

　さらに，「体幹保持が取れなくなってきている，体幹保持と呼吸筋運動は相関関係があるため，呼吸筋の疲労も考えられる。NPPV導入をすることによって，呼吸を補助し，呼吸仕事量の増加や心負荷軽減をめざす」として，患者さんに余分な苦痛を与えずにNPPV導入を決断していったあたりも，患者に近い立ち位置を保ちながらの「専門家」のまさに名人芸と感じた。（大生）

II 専門的な臨床判断と実践力の融合

CASE 7

破水から35時間，妊婦・胎児のもつ力を見積もり，引き出す

☑ 実践
☐ コンサルテーション
☑ コーディネーション
☐ 倫理調整
☑ 教育
☐ 研究

母性看護専門看護師
瀧　真弓

　この事例は，陣痛開始7時間の妊婦をケアする濃密な約2時間の状況である。分娩進行中の妊婦の内診所見，全身状態，妊婦と夫の希望などを素早く把握し，「ガイドライン」を使いアセスメントする。新人助産師には，「必ず付き添って」妊婦に歩いてもらうよう指示する。この何気ない言葉に込められた中味を解説する。陣痛促進剤を使用するかどうかを判断し，分娩後の弛緩出血の可能性を読み，新人看護師にアドバイスする。

　圧巻は，専門看護師が1人の妊婦と1人の新人助産師をみているのではないということである。5人の分娩進行者，勤務を同じくする2人の助産師，医師，そして出産を固唾を飲んで見守っている妊婦の家族，少なくとも専門看護師の目に入る範囲はこのくらいとしても，彼女の推論の範囲はもっと広大である。5人の分娩進行者が安全で安楽に事態が進むよう頭もからだもダイナミックに動く。（井部）

　Gさん　30代後半　初産婦　夫立ち会い出産希望
　身長156 cm，非妊娠時BMI 20.5

妊娠経過　Gさんは，妊娠20週で便秘のため下剤を処方され，頓用で内服した。26週で妊娠貧血があり，鉄剤を内服した（26週のヘモグロビン 9.4 g/dL → 37週のヘモグロビン 10.1 g/dL）。胎児の推定体重は2930 g，羊水量は正常である。

入院後の経過　40週6日に前期破水（陣痛発来より前に破水）で入院した。入院時の内診所見は，子宮口3 cm開大，展退（子宮頸管の短縮）50%（頸管3 cm → 1.5 cmへ短縮＝50%），児頭下降度（坐骨棘間平面を基準とした児頭の先進部との距離）−2。前期破水の感染症予防のため，抗生剤の内服を開始した。

　41週0日，破水から22時間後に自然に陣痛発来（子宮収縮が10分おき，もしくは1時間に6回以上となる）した。破水から24時間後の採血でCRP 0.8 mg/dL，WBC 15600/μL，内服の抗生剤から点滴の抗生剤へ変更されて投与されている。バイタルサイン，FHR（胎児心拍）は異常がない。

〈分娩担当スタッフを配置する〉

　専門看護師は産婦人科病棟(外来と病棟は一体化されている)にスタッフとして所属している。当日は，分娩進行者が5名，分娩担当助産師は中堅助産師＋新人助産師＋専門看護師(リーダー)の3名である。安全に分娩管理をするために，分娩を急ぐ必要のない，予定日超過の妊婦の陣痛誘発は延期するよう医師と調整し，分娩進行者は4名となった。次に，全体の分娩進行状態を予測して，受け持ちを決定した。専門看護師は担当妊婦のダイレクトケアと並行し，新人助産師，中堅助産師のフォローを行なう。今回の事例は，新人助産師が担当している妊婦である。

ガイドラインに沿って妊婦をアセスメントする

状況　〈陣痛発来から7時間，破水から29時間後〉

内診所見　子宮口8cm開大，展退90%，児頭下降度±0，血性分泌物少量。

　陣痛間欠は3〜4分，発作20秒。FHRは良好。体温37.1℃，夜間の睡眠が2日間とれていない。

新人助産師●Gさんは昨日から眠れていないので，陣痛がないときは，横になってうとうとしています。

専門看護師●朝ご飯はどれくらい食べられていたかな？

新人助産師●牛乳とおかず数口だけです。

専門看護師●最後にトイレに行ったのはいつ？

新人助産師●今です。おしっこ，少ししか出なかったようです。

専門看護師●脱水予防のために，早めに点滴を始めようか。朝食後少し休んでから，歩いてもらうように勧めてみよう。

新人助産師●点滴をしていて，モニター(分娩監視装置)も外せないから，あまり動かしてはいけないと思っていました。

専門看護師●点滴は，動くときだけロックすればいいし，FHRは，必ず付き添って，ドプラーで15分以内に子宮の収縮前後で確認してね。

考えたこと

　Gさんは，陣痛発来後7時間の経過で，内診所見からは分娩第1期(陣痛開始から子宮口が10cm開くまで)の進行状況はフリードマン曲線から順調である。しかし，高齢初産婦であり，妊娠貧血があるため，不眠，疲労，不安などの全身性因子や前期破水は，微弱陣痛の発症の要因となり，分娩が遷延する可能性がある。

　また，CRPなど検査データに感染徴候があるため，分娩進行を促す援助を行ない，Gさんと夫の出産に対して前向きにとらえる意欲を維持しながら，遷延分娩を避けたい。

　母体は分娩進行とともに陣痛の増強で水分摂取が困難となり，発汗によって脱水傾向になりやすい。脱水は，循環血液量の減少，母体頻脈，血圧低下，発熱から胎児頻脈や胎児機能不全になる可能性もある。今後，脱水予防が必要であり，水分摂取・排尿量の状況で補液が開始できるよう医師へ点滴の指示を依頼する。

原則

脱水の補正(経口水分摂取，あるいは補液)の推奨

　水分摂取は遷延分娩回避に重要であると考えられている。また，脱水は血栓症発症を助長することも指摘されている。(産婦人科診療ガイドライン─産科編

2011)

「必ず付き添って」の意図

1) Doula 効果　分娩間中，産婦の傍に付き添い，安楽や安心感を与える者の存在が，分娩所要時間の短縮や経腟の自然分娩の割合を上昇させ，出産体験を肯定的に受け止める人が多くなることが実証されている。
2) 胎児健康状態の観察　間欠聴取法のガイドライン(米国産婦人科学会)は，患者と看護師が1対1の対応で，分娩第1期(子宮口が全開するまで)活動期：ハイリスクは15分おき，ローリスクでは30分おき，第2期(子宮口が全開してから児が娩出するまで)：ハイリスクは5分おき，ローリスクは15分おきの胎児心拍の聴取は，継続モニタリングと同じ効果を上げることができるとした。
(注)前期破水の取り扱いでは，母体発熱(≧38℃)の分娩中は母体敗血症なども考慮し，連続的胎児心拍モニターを行なう(推奨レベルB：勧められる；産婦人科診療ガイドライン─産科編 2011)。

状況

新人助産師●Gさん，動けそうですか？
夫●つらそうだけど，動かないとだめなんですか？　赤ちゃんも大丈夫？
専門看護師●赤ちゃんは元気ですよ(分娩監視装置を指す)。自然な陣痛でお産を進めるには，リラックスやお休みも大事ですが，身体を動かすことで陣痛が強くなります。でも，動き過ぎて疲れても陣痛は弱まってしまうので，メリハリ(休息と活動の)とバランスがポイントです。
Gさん●え，そうなんですね。予定日超えてから，先生や助産師さんに重力で赤ちゃんが降りてくるようにどんどん動くように言われ，毎日スクワットを50回してた。少し休んだら動いてみるね。さっき，先生から促進剤を勧められたけど，できれば使わないで産みたい。がんばる。
専門看護師●それじゃあ，エネルギーを補給して体力落とさないようにしながら動いていきましょう。何か食べられそうなものをご主人に買ってきてもらいましょうか？
Gさん●飲むゼリーとかがいいかなー。

希望を尊重し産む力を引き出す

状況　【陣痛発来から8時間，破水から30時間後】

Gさんは発汗があり，陣痛発作時に声がもれる。末梢は温かい。陣痛発作時に握っている手にはそれほど力は入らない。陣痛発作20〜30秒，間欠3〜4分ごと。陣痛の痛みに強弱がある。FHRは良好で，羊水の混濁はない。

考えたこと

Gさんの1時間前の状況より陣痛の間隔が間延びしているが，1回の痛みは強くなっている。しかし，会話中に笑顔を見せるほど余裕のある表情から，極期(分娩第1期の最後の頃)には至っていないだろう。朝食後休息がとれ，自ら体を動かす意欲や体力が残っていることから，分娩進行を促す体位や精神的サポートを行なうことで，自然に陣痛が強くなるかもしれないと考えた。

Gさんには，陣痛促進剤を使用することになっても納得して使用に至る過程(妊婦のニーズを尊重し，積極的に産む力を発揮する時間)が大切である。また，他の分娩進行者がもうすぐ分娩になるので，ここにマンパワーが必要になる。同時期に，新人助産師が担当する妊婦の陣痛促進剤の開始は安全ではない。しかし，破水から時間が長くなり，感染のリスクは高くなるので，1時間後に分娩進行状態を再評

価していく。
　　ベッドサイドでスクワット＋しゃがむ（しゃがむと妊婦の恥骨は約 0.9 mm 広がる），廊下は手すりを使って，ベビー室前まで 20 分ほど歩行しながら腰ふりをし，児頭の下降を促す動作をすることを促した。

状況

医師 ● G さんはあまり，お産が進んでこなさそうだからたたきたい（陣痛促進剤を使用したい）んだけど……。

専門看護師 ● G さんはまだ，促進剤に抵抗があるみたいなんです。

医師 ● 同意書を渡してあるけど，サインまだ？

専門看護師 ● はい。FHR もよいし，さっき補液して，少し休めて，まだ体力がありそうなので，もう 1 時間自然に様子を見させてもらってもいいですか？　あと，L2（陣痛室 2 の分娩進行者）がもう少しで産まれると思うので，その後の促進のほうが安全なので。破水から 1 日以上経つし，この 1 時間待っても進まなければ報告します。

医師 ● わかった。任せるよ。

考えたこと

> **原則**
> 　薬剤による陣痛促進剤時は，使用に関する informed consent を得る（推奨レベル A：強く勧められる）。
> ・臨床的絨毛膜羊膜炎診断の目安（産婦人科診療ガイドライン—産科編 2011）
> ①母体に 38℃以上の発熱が認められかつ以下 4 点中 1 点以上認める場合
> 　母体頻脈≧100/分，子宮の圧痛，腟分泌物／羊水の悪臭，母体の白血球数≧15000/μL
> ②母体体温が 38℃未満であっても，上記 4 点すべて認める場合

状況　【陣痛開始から 9 時間，破水から 31 時間】

内診所見　子宮口 9 cm 開大，展退 90％，児頭下降＋1。

　G さんは，「夫と 2 人にしないで！　便が出てる。もうだめ，帝王切開で，今すぐ赤ちゃんを出してほしい」と不安が強くなる。発汗し末梢が冷たく湿っている。陣痛発作時の握っている手にかなり力が入る。陣痛間欠 2 分，発作 40 秒。陣痛発作時に嘔気が増強してくる。嘔吐はないが，胃部不快の訴えがある。FHR は良好，バイタルサインは異常ない。

考えたこと

　声もれ，興奮や緊張状態から交感神経優位，プロスタグランジンの上昇の影響で排便がある→極期へ移行し，自然に分娩が進行していくと期待できる。医師へ報告し，陣痛促進剤使用は見送る。

　分娩進行中の胃部不快は，①正常な経過で起こる場合，子宮の収縮に伴って胃の収縮・圧迫が起こることでの嘔気や胃部不快，②異常な場合，産科特有の合併症である HELLP 症候群[注1]・子癇・常位胎盤早期剥離などの初発臨床症状に上腹部違和感がある。母子の分娩監視を強め，正常の逸脱がないかを査定する。

　体位の工夫では，仰臥位低血圧でも嘔気は誘発されるため，胃が圧迫されない側臥位や座位を促す。

状況　【分娩と産後の経過】

　分娩第 1 期は 10 時間 30 分。分娩第 2 期は遷延（初産婦は，子宮口全開から 2 時間以上

児が娩出されない)となり，弛緩出血[註2]となる可能性があるので，産科危機的出血対応基準に従い，薬品などを準備して，分娩に臨むよう新人助産師に助言した。

　Gさんは，陣痛発来から13時間後(破水から35時間後)に，正常分娩で2800gの元気な児を出生した。臍帯血動脈血液ガス分析値 pH 7.41，臍帯血 CRP 陰性であった。胎盤娩出後，予測していた子宮収縮不良のため，準備されていた子宮収縮剤の投与と医師による双手圧迫法(腹壁からと腟内に挿入した手の両方から子宮を圧迫し止血する方法)を実施し，分娩時の出血は 450 mL と中等量にとどまった。

註1　HELLP 症候群……溶血(HE：hemolysis)，肝酵素の上昇(EL：Elevated Liver enzyme)，血小板の減少(LP：Low Platelets)を主病態とする多臓器不全(妊婦の 0.2〜0.6％合併，妊娠中 2/3，産褥期 1/3 に発症する)。症状：突然の上腹部痛や心窩部痛，嘔気，嘔吐，疲労感・倦怠感が約 9 割あるといわれている。

註2　弛緩出血……胎盤剥離面に開口している血管は子宮筋の収縮により止血されるが，遷延分娩による母体の疲労などが原因となって，胎盤娩出後に子宮筋の収縮が不良のため，この機序が働かなくなり，大出血を起こす。

極意と秘訣

　Gさんを受け持った時点のアセスメントのポイントは，①前期破水から24時間以上経過し，感染のリスクがあること，②高齢初産であり，陣痛は発来しているが，全身性因子から分娩が遷延する可能性があること，③妊婦や家族のニーズを尊重し，意欲を維持することの有用性，の3つがある。

　そこで，自然に備わっている妊婦のもつ産む力と胎児の生命力を見積もり，引き出すことで円滑な分娩進行を促す。同時に，フィジカルアセスメントを行ない，正常な分娩経過を維持し，異常に推移する可能性がないかを査定する。

　この事例の場合は，自然陣痛で順調に分娩進行を促すことができたが，必要時には陣痛促進剤使用などの医療介入のタイミングを医師と検討しながら，妊婦と家族が受容できるようサポートすることも重要である。このサポートは，妊婦が出産体験を肯定的に受け止める過程を支えるからである。

　分娩は自然なものであるので，その日の人的な医療資源も含めた臨床現場の状況に合わせて調整できない。それゆえに，分娩進行者の情報と担当スタッフの経験年数，あるいは能力を十分理解してフォローする。それぞれの分娩経過や可能性のあるあらゆる異常を推論し，医師と調整しながら分娩を進めること，このチームワークが母子の安全と安心を確保する。

　2011年，産婦人科診療ガイドラインが改正された。周産期ケアにおいて，それらのエビデンスや実践の推奨度の評価を活用し，絶えず変化する母子の健康状態を把握し，思考と実践を並行して行なうこと，それにもとづいて可能性のある異常に対して，施設の対応基準に沿って準備し，実践にあたることは母子の安全とともに自分の身も守るといえる。

COMMENT

　分娩出産は，太古からの営みであり，正常といっても幅広いバリエーションがあるのであろう。学習や経験を積めば一般論としての把握は可能だ。しかし，一例一例，眼前の営みが果たして正常範囲にあるのかは，突き詰めるとたいへん難しい判断であるといえよう。ここでは専門看護師が，科学的根拠や原則を押さえながら，「正常」「自然」の営みの演出を妊婦・家族の心にも配慮しながら，適切に行なっている様子が述べられている。

　この事例では，EBM(Evidence-based medicine)とNBM(Narrative-based medicine)を両輪とした実践が何気なく行なわれていると強く感じた。また，専門看護師の医療チームのなかでのマネジャーとしての役割も浮き彫りになっている。チームメンバーの力量の判断，行なう仕事・負担の適正な分配や平坦化も安全な治療やケアを実行するうえでたいへん重要な能力である。（大生）

II 専門的な臨床判断と実践力の融合　CASE 8

症状の背景にある要因を見極める

☑ 実践
☑ コンサルテーション
☐ コーディネーション
☐ 倫理調整
☐ 教育
☐ 研究

精神看護専門看護師
白井教子

　今さら言うまでもないことであるが，看護過程とは，情報収集・分析（アセスメント），問題の明確化，計画の立案，実践，評価というサイクルである。現実はこのようにすっきりと直線的に進むわけではないことは，ベテラン看護師はよくわかっている。
　この事例は，問題の明確化とはどういうことかを示している。つまり，「問題の構造化」である。問題構造は2つのフェイズから構成される。それは，表出されている問題もしくは症状（この事例では不安焦燥感ということになる）と，その原因を同定することである。看護診断の表記では，「○○による（related to）××」とされる。
　本稿で，専門看護師は症状を引き起こしている要因を見極めるプロセスを記述する。いくつかの仮説を立て，消去し，最終的に考えられる要因を，「薬剤（制吐剤と鉄剤）に関連した強い不安・焦燥感」と同定した。問題の構造化ができると，次は同定した原因となることがらに対処することで，問題は合理的に解決される。ポイントは問題（症状）の背後にある要因をいかに見極めるかである。（井部）

Hさん　60代　女性　子宮がん局所再発の術後

事前情報　Hさんは5年前に子宮がんの診断で，手術，抗がん剤治療を受けている。今回は局所再発が見つかり，再発巣切除術を実施した。手術後は，会陰創の感染と創部の離開による浸出液が止まらず，嘔気・嘔吐が1週間以上続いており，食事もとれていない。
　数日前より，「落ち着かない」「体がつらい」「どうしていいかわからない」とナースコールで看護師をよぶことが多くなり，時にはパニックになり過換気発作を起こすようになった。
　主治医より精神科医へ依頼があり，精神科医からは適応障害，パニック障害などが鑑別診断として挙げられ，症状に対して抗うつ薬（ミルタザピン 15 mg）と抗不安薬（アルプラゾラム 0.4 mg）が処方された。また，看護師から「患者がパニックのようになることがあり，1人でいると落ち着かないと訴えるためベッドサイドを離れることが難しい。不安が強い患者へのケアについて相談したい」と，専門看護師に相談があった。

仮説を立てて原因を探る

状況　**病棟看護師**●Hさんは,「認知症の夫の世話が,手術でできなくなる。夫と働いている娘に申し訳ない」と,入院当日に話していました。術後の創部の離開や浸出液が止まらず,「治らない。いつ退院できるのか」と不安になったのだと思います。それと,この時期に,嘔気・嘔吐が続く人はいないので,精神的な問題が影響しているのではないかと,スタッフ間で話していました。

専門看護師●今まで,精神科の受診歴はないようだけど,最初の告知のときや再発のときに,ショックや不安が強かった様子がなかったか聞いていますか。

病棟看護師●特に聞いていないです。今回も局所再発で予後も悪くないという話を理解されていたと思います。手術後も数日は,特に気になることもなかったのですが……。

専門看護師●Hさんは,落ち着かなくなる前に,何か気になることなど話していませんでしたか？

病棟看護師●Hさんは,何が不安なのかわからないと言っています。うまく聞き出せていないのかもしれません。

専門看護師●うまく聞き出せていないというより,不安・焦燥感が強い様子なので,話す余裕がないのだと思います。ただ,これまでの生活歴や経過から,要因が他にないかを調べてみたいので,カルテや看護記録を読ませていただいて,それから,直接,Hさんにお会いしたいと思います。

考えたこと　Hさんはこれまで,不安発作や精神科的疾患の既往歴はなく,最初のがん告知後,療養生活上でも今回のようなエピソードはなかった。急にパニック発作を起こすほどの要因は何か？　夫の介護のことが心因となっているのか？　創部の離開や浸出液が続いていることへの不安なのか？　その他の要因がないか,身体面も含めてカルテ・記録から情報の収集と経過を見てみる必要がある。

状況　〈看護記録,カルテ,検査データなどを確認〉

症状の原因を探るため,Hさんの看護記録,カルテ,検査データなどを確認してみた。それによると……。

- 入院前の家族の状況は,娘が働いていて,夫の世話を患者がしていた。認知症の夫の世話ができないことへの申し訳なさの言葉が聞かれた。今回は,局所再発で手術後は,短期間で元の生活に戻れるという説明も十分理解されていた。また,再発に対する不安言動は,特に記載はなく,不安症状があるような様子の記載もされていなかった。
- 手術後,数日は落ち着いているという記載であった。
- 嘔気・嘔吐が軽快せず,プリンペラン®,ノバミン®の使用後より,不安・焦燥感の経過記録がある。最初は,「なぜだか,体が落ち着かない」から,徐々にパニック,過換気発作がみられるようになっていた。
- 精神科医の情報から,適応障害,パニック障害などとの精神科診断の鑑別の評価中で,診断は保留中であった。

考えたこと　そこで,次のような仮説を立ててみた。
- 制吐剤によるアカシジアの症状が,不安・焦燥感の症状に見えているのではないだろうか。

- 食事がとれず，空腹時に内服している鉄剤のフェロミア®の副作用による嘔気・嘔吐の可能性もあるのではないか。
  精神・社会的側面とともに，Hさんの場合，薬剤性による症状を考える必要がある。

> **原則**

- 不安と思われる症状は，精神的な要因だけでなく，身体的要因でも起きる。パニック発作，不安・焦燥感，嘔気・嘔吐の要因として，薬剤や身体的な影響などもルールアウトする必要がある。そのためには，精神症状の確認とともに，生活歴，症状の前後の経過，身体的要因の有無，内服薬，検査データなどの情報を整理し，アセスメントする必要がある。
- アカシジアとは静止不能症，静座不能症などと訳されているが，手足のムズムズ感，病棟内の徘徊などがみられ，不安焦燥感，イライラ感などと，とらえられることがある。また，精神科領域では向精神薬の副作用として認知されているが，一般科でも向精神薬以外，がん患者によく使われる制吐剤のプリンペラン®，ノバミン®でも，副作用として現れることがある。

状況

【専門看護師とHさんとの面接】

面接中，Hさんはベッド上で臥位と座位を繰り返し，落ち着かない様子である。娘が付き添っている。

専門看護師●(簡単に自己紹介して)少し様子を聞かせていただいてもいいですか。
Hさん●自分でもなぜこんなに落ち着かず，ざわざわするのかわからない。
専門看護師●気持ちが落ち着かないですか？　それとも，体が落ち着かない感じですか。
Hさん●気持ちも体も落ち着かない。こんなにつらいのは初めてで，どうなるのか不安。この状況が永遠に続くなら，死んだほうがまし。
専門看護師●少しでも落ち着くことは何かありますか？
Hさん●看護師さんや娘が側にいてくれると少し気が紛れる。でも，看護師さんは，いつも忙しそうだから，ずっと側にいてなんて，そんなわがままは言えない。(面接の途中で嘔気が出現した。空嘔吐する)この吐き気もずっと……。今まで，こんなことなかったのに……。(呼吸が速くなる)
専門看護師●(側に寄り添い，背中をタッチングしながらゆっくり深呼吸するよう静かなトーンで声をかける。落ち着いたところで)つらいときに，お話をありがとうございました。

この症状は一時的なものであり，永遠に続く症状ではないことと，抗不安薬の効果を簡潔に説明して退室する。

考えたこと

やはり長い面接は無理である。得られた情報と患者の様子から，アカシジアが要因と考えていいだろう。また，アカシジアによる苦痛，これまで経験したことがないことによる不安がみられる。嘔気・嘔吐も加わり，これらのことが，パニック発作をさらに誘発していると考えられる。

また，アカシジアによる患者の苦痛が強いと自殺念慮や自殺企図につながることもある。Hさんも「死んだほうがまし」と言い，苦痛の強さが伺える。アカシジアによる症状の可能性と一時的症状であること，精神科医から処方された薬が効果があることなど，必要なことだけを簡潔に説明し，少しでも安心感をもってもらえるように伝えて，今日は終了にしよう。

安心して対応できるよう家族，看護師と話し合う

状況　〈退室後に専門看護師が家族と話したこと〉

退室後にHさんの家族から，現状についての質問と付き添いが可能かの相談があった。娘の心配，不安も感じられ，話をしたいと思っていたところだったので，本人に説明した内容より，少し詳しく現在の状況と対応方法について話をする。

考えたこと　〈家族へ〉状況と対応の説明が必要である。家族の不安も患者に伝播するため，再度，患者への説明よりも詳しく状況を説明する。それにより，家族が少しでも安心感をもって患者の側にいられるように，家族に関わることも重要である。

状況　〈病棟看護師と対応について話し合ったこと〉

1) 精神科薬の効果を見ることと，副作用の影響を考え，制吐剤はできるだけ使わないでほしいこと，抗不安薬が嘔気・嘔吐にも効果があるので，嘔気時には不安時と同様にまずはそちらを試す。貧血も軽度であるので，鉄剤の中止を受け持ち医に相談してもらい，中止となった。

2) 不安・焦燥感が強いため，言語的介入ではなく，可能な範囲で側に付き添うなどの非言語的介入が有効である。パニック発作時には，医療者は穏やかな声でゆっくりと深呼吸を促す。落ち着かないときには，無理はせずに早めに抗不安薬の内服を勧める。言語的介入は，身体症状が落ち着いてから，面接の場をもって行なうようにする。

3) 娘が付き添いを希望しており，その許可をもらうことと，家族にも説明したことを伝える。

その後，パニック発作，落ち着かないという症状も，数日で次第に認められなくなった。3日後には頓用の抗不安薬も使わずに過ごせるようになった。制吐剤を使用することもなく，嘔気・嘔吐は次第に軽快して，食事も少しずつ摂取できるようになった。創部の離開も改善し，浸出液も減少してきた。

考えたこと　〈医療者へ〉24時間，看護ケアを提供する看護師がケアの方向性が見え，看護師自身が対応への安心感が得られることで，患者に落ち着いて対応することができる。相互作用として，それが患者の安心感にもつながる。ここでは，アセスメントした内容と対応方法について病棟看護師と十分に話し合うことが重要である。

状況　【介入3日後の面接】

専門看護師●その後，いかがですか？
Hさん●大丈夫です。落ち着いています。
専門看護師●落ち着いてから，何か気になることや不安に思うことなど，何かありますか？
Hさん●いえ，特に何がっていうのはねー。あれは，何だったんでしょうねぇ。不思議なくらい，今は何ともないです。

退院が決まり，精神科医からは，抗うつ薬，抗不安薬は中止し，症状が出るようであれば，精神科外来を受診するようにという指示があり，退院した。その後，不安，パニックもなく経過した。

考えたこと　介入後の経過と，退院後にも，精神症状として再燃しなかったことから考えると，薬剤性によるものの可能性がかなりあると考えていいだろう。

極意と秘訣

　精神症状が現れる原因には、心理・社会的要因だけでなく、薬剤や身体的な影響によるものも少なくない。精神症状を訴えて来院する患者のなかには、その原因として脳の器質的な問題やホルモンバランスの異常など、身体的要因が隠れていることがある。

　そして、リエゾン精神科の領域では、身体疾患を有している患者が対象であり、原因となる疾患、身体的な要因、薬剤性が影響していないかを、見極めることが重要となってくる。

　また、精神症状や怒りなどの感情、表現されている言葉や行動の要因は、患者それぞれによって異なる。この事例とは逆に、精神症状でなく、身体症状、怒りや依存として表現されるなかには、不安・抑うつ状態が潜んでいることも少なくない。

　このような複雑な状態を解き明かしていくためには、知識・経験を積んでいくとともに、患者の経過を振り返り、要因との関連を十分にアセスメントすることが重要である。

COMMENT

　本当のプロフェッショナルは、基本を大切にする。ダイレクトに、自分の狭い専門分野の範囲内だけで判断したり、解決しようとはしない。手を広くして、事にあたるものである。

　専門看護師は、患者の側にあって親身のケアを行なっている病棟看護師を支えながら、冷静な観察者、評価者の役割をも果たす。

　鑑別診断のなかに必ず入れねばならない2つの要因：「心因性」とともに「医原性(特に薬剤性)」を忘れずに考慮することは基本中の基本である。専門看護師は派手な症状にであっても、この基本を忘れない。病歴というたいへん重要で特異的な情報を確認して、さまざまな可能性を考え、ありそうなときには、安全な検証法(不要なら中止して様子をみる)を実施する。

　本例を学ばせてもらい、担当医や併診医が対処に追われるなか、基本を着実に実行している専門看護師の関与を医師としてありがたく、たいへん心強く感じた。(大生)

第III章 実践のリフレクション

　看護師は患者や家族にコミットするあまり，自身の価値観でケアを実践し，治療が停滞しているときは医師との間でジレンマを抱き，過剰な責任を感じてしまう場合がある。

　これらは看護師のケア困難感や不全感を引き起こし，負のスパイラル（ケアの停滞）を招きかねない。実践のリフレクションとは，コミットして視野が狭くなった看護師に対して，異なった視座やフレームワークを示すことで，提供されている看護実践や看護師自身の思考を否定することなく，ケアの方向性を見直すことやケア内容を多様にしていく作業である。リフレクションは患者や状況を深く理解するうえでも重要であり，事例の積み重ねや分析が看護の広がりとエビデンスの構築につながる。

Ⅲ 実践の
リフレクション　CASE 9

スピリチュアルペインに寄り添う看護師へのコンサルテーション

- ☐ 実践
- ☑ コンサルテーション
- ☐ コーディネーション
- ☐ 倫理調整
- ☑ 教育
- ☐ 研究

がん看護専門看護師

梅田　恵

　ここで登場するがん看護専門看護師の梅田恵さんは，当時，株式会社のナース社長であった。一般的に，専門看護師はケアが提供される施設（多くは「病院」であるが）に所属して，当該施設の看護師や医師に対して専門分野のリソースナースとして仕事をしている。梅田さんはそうした経験を経て起業し，外部コンサルタントとしても活躍する専門看護師であった。このような形態は，これからの専門看護師たちのひとつのモデルを提示している。

　専門看護師の役割機能のひとつに「コンサルテーション」がある。この事例は，臨床看護師とがん看護専門看護師との，主として，言葉によるコンサルテーションプロセスにおいて，専門看護師がどのような思考と実践を行なって，コンサルティのアセスメントや活動を保証し，助言を行ない，次のステップに導くかが示されている。

　事例のなかでも少し触れられているが，緩和ケアにおける「スピリチュアルペインに関する研修会」（という集団教育の機会）を専門看護師が設けていることがわかる。そして，外部コンサルタントは，契約にもとづいて，当該組織のケアの質を向上させるために，基礎的知識やスキルを紹介し，個別のケアについて受け持ち看護師をサポートしていくために事例コンサルテーションを展開する。十分な臨床経験と内外の最新知識や研究論文で裏づけされた旬な専門看護師が，最前線で活躍する臨床家たちの後方支援をすることができる。（井部）

Iさん　57歳　男性
甲状腺未分化がん，肺転移のため，予後数か月と診断

目的　がん看護専門看護師のコンサルテーションのプロセスにおける，コンサルティの看護能力と，その先でケアを受けている患者の病状や予後，看護問題についての思考と実践を明らかにする。

事前情報　看護師経験12年目の受け持ち看護師が所属する施設では，専門看護師の外部コンサルテーションを受けている。受け持ち看護師はこのコンサルテーションに伴う勉強会や事例検討会に，積極的に参加し，対応に困った事例についてはメールでの事例コンサルテーションも活用している。

受け持ち看護師が担当しているIさんは，甲状腺の未分化がん患者である。2月に手術を受けたが，肺転移のため予後数か月との説明を受け，何も治療は行なわず，自宅療養を続けていた。

5月になって痛みが出現し，左鎖骨と腰椎，原発への再発が指摘された。放射線療法，鎮痛薬の使用により痛みは落ち着いていた。Iさんの家族は妻(50歳)と社会人の息子が2人である。

7月になり，Iさんは左肩の激痛があり入院となり，放射線治療を受けた。受け持ち看護師は，Iさんの痛みの緩和が難渋しており，不安な様子も続いていることから，在宅療養を希望していたIさんがこのままでは病院で看取りとなるのではないかというジレンマを抱えていた。

スピリチュアルケアへの戸惑いに向き合う

状況　〈受け持ち看護師からのメール〉

受け持ち看護師●Iさんの安静時の痛みはモルヒネで落ち着きましたが，突出痛への不安があります。在宅の希望が強いため，早々に退院できるように準備を進めていますが，るいそうも目立つようになり，体のきつさも増し，最期の時間が迫っている気がします。昨日，「静かに死にたいのだが，どうしたらいい？」と言ってこられました。

そのように思う理由を聞くと，「いつもと感覚が違い，呼吸がしんどくなってきた。もっと苦しくなるのではないか。苦しみながら死にたくない」と話されました。

それに対し，症状緩和の方法はまだ他にあること，鎮静の方法も検討できること，入院でも在宅でも希望に応じた手伝いをすることなどを伝えましたが，これでよかったのでしょうか。スピリチュアルペインを楽にする方法は他にないのでしょうか……。

〈先のメールから1時間後に専門看護師からの返信〉

専門看護師●研修会で学習した場面と，患者さんとの会話がつながり，これまでよりも深く感じ，そして考え向き合ったように感じました。大切な対話だったと思いますが，そもそも正しい解答があるわけではないので，あなた自身が戸惑い，心も揺れたのではないでしょうか。それは，あなた自身のスピリチュアルな部分に触れているからかもしれません。逃げ出したくなるところを，メールに状況を適切にまとめ報告してくれるなかで，Iさんのニーズやご自身の心の動きがとらえられたのではないでしょうか。

特に，Iさんの思いを言葉にできたことは，何よりも重要なことだったと思います。最期までIさんのそばにいてケアをしていこうとする看護師の思いは伝わったと思います。退院ば

かりが目標ではないですからね。

　その後のＩさんの様子はいかがでしょうか。穏やかになったり、看護師とのコミュニケーションが円滑になったと感じないでしょうか。

　ただ、１週間前に激痛があったあと、放射線治療を受けている経過からも、モルヒネだけで緩和できていることに違和感があります。痛みの部位と痛みの性質、痛みと体動との関連についての情報の整理が必要です。呼吸の様子をお話しされていることが、不安との関連なのか、もしくは病態の変化なのかが気になります。

考えたこと

　受け持ち看護師は、スピリチュアルペインの研修会で、これまでの看護の場面を振り返り、患者の言葉から逃げていたことを話した。そのこと自体が学びにつながり、Ｉさんの言葉がひびき、スピリチュアルペインを受け止めることができた。

　しかし、適切な対応ができたのかどうか、自身の感情の揺らぎにも戸惑っている。"死"を含んだ会話へのストレスを感じており、まずねぎらうことが重要である。そして、自身の戸惑いを客観化できたことがケアの成果として認識できるよう促していこう。

　また、受け持ち看護師はＩさんの病状の変化をキャッチできており、退院準備がかえって患者の不安につながっていることに対しても配慮し、言葉がけができている。

　Ｉさんの病状が、受け持ち看護師の予測どおり、看取りの時間が近づき、全身の衰弱が問題となってきている。研修会での受け持ち看護師のアセスメント力を鑑みると、彼女からの情報は妥当だろう。ただし、骨転移で放射線治療後の鎖骨の激痛に、モルヒネで緩和できているということには違和感がある。

　病状の進行や患者の言動に気をとられ、身体的なアセスメントが不足することはよくあることである。

keyword
突出痛

　がんによる痛みのパターンは持続痛と突出痛に分類される。持続痛は「24時間のうち12時間以上経験される平均的な痛み」であり、定期処方薬で対応する。

　一方、突出痛は一過性の痛みであり、骨転移のように体動をきっかけとして増強する痛みも含め、速効性の鎮痛薬の使用や突出痛を予測した体動方法の検討など、看護的な工夫を含めた対応が重要となる[1]。

keyword
スピリチュアルペイン

　命の危機に直面したときに、人生の意味や価値について問われたことによる苦悩である[2]。死についての患者の言動に苦悩が表現される。しかし、対峙する看護師自身の人生観や死生観に触れることにもつながり、適切なケアが実感しにくい。

冷静に患者と向き合う

状況　**【２日後】**

　受け持ち看護師　スタッフとともに患者さんに丁寧に大切に関わり続けたいという思いから、研修会で勉強したスピリチュアルケアのことに気を取られ、右往左往していました。冷静に考えてみると、私が患者さんの言葉に動揺していたのだと思います。患者さんの様子は安定していて、今日は食べ物のことをご家族と考えてみました。

追加検査の結果，痛みの原因は放射線治療後の骨折と判明し，モルヒネよりも，良肢位の固定や非ステロイド性消炎鎮痛薬が，痛みの緩和には効果的であることがわかりました。呼吸運動が痛みの要因となっていたようです。血清 Ca 値もだんだん上昇してきており，うとうとされる時間も増えてきています。痛みの原因がわかったことで本人も納得したようで，退院の準備を進めています。

考えたこと

原則　骨転移痛への対策

　骨転移による痛みは骨膜の破壊による発痛物質の増加に伴う体性痛であり，非ステロイド性消炎鎮痛薬の有効性が高い。また，骨は体の支持機能であるため，良肢位の保持も重要な痛みの対策となる。

keyword　がんの進行期の高 Ca 血症

　悪液質や骨転移に伴う骨破壊により，血清 Ca 値が上昇する。Ca 拮抗薬の使用でコントロールができることもあるが，効果は継続しにくく，眠気や嘔気などの症状増悪が問題となる。

　受け持ち看護師は患者に継続して向き合うことができ，患者を観察する視点の広がりもある。スピリチュアルケアへの戸惑いや混乱は，看護師の消耗を招き，看取りの近い患者への関わりの障壁になることもある。しかし，受け持ち看護師は今回の体験を前向きにとらえ，看護チームも巻き込んで，昇華させることができた。
　症状についても改めて検査を追加し，適切なアセスメントと対策を導いており，今後，悪液質が進行するだろうという予測もできている。
　I さんとのコミュニケーションがとれる期間はかなり限られてきている。退院などの準備をしても達成されない可能性もあるが，患者の思いに寄り添い，ベストなケアが継続されているという専門看護師の評価を伝え，現在のケアへの自信や価値を高めよう。

状況

【数時間後】

専門看護師● I さんは，安心して療養されているのではないでしょうか。予測しているように病状は進行していきますが，看護としてできることは増えていくことと思います。さまざまな側面からアセスメント・対策を進め，スタッフやご家族と協力し，ケアの継続をお願いします。一緒に考えさせてもらって，看護ってよい仕事だと改めて感じることができました。

【引用・参考文献】
1) 日本緩和医療学会：がん疼痛の薬物療法に関するガイドライン 2010 年版．金原出版，18-20，2010．
2) 田村恵子：スピリチュアルケア．梅田恵他編集：緩和ケア，南江堂，164-168，2011．

極意と秘訣

　スピリチュアルケアへの患者のニーズや看護師の関心は高く，勉強会の機会も増えているが，実践を通して振り返りを重ね，実践力を育むことが重要である。

　患者のスピリチュアルに関わるコミュニケーションは，看護師にとってストレスが高く，見過ごしてしまったり，後回しになったり，逆にスピリチュアルペインにばかり関心を寄せたりと，バランスが難しい。そのため看護師は無力感を募らせ，負のスパイラルに陥りやすい。

　また，パターナリズムであったり，独り善がりなスピリチュアルケアは，患者の不安を募らせたり，看護師への信頼を揺るがしかねない。看護の関わりを客観化し，患者に寄り添ったケアであることを確認し質を担保していくためには，専門家によるコンサルテーションは不可欠である。

　筆者は，コンサルテーションの依頼を受けたとき，まず，患者の状況の緊急性と看護師の余力について予測し，プロセスをイメージする。特に外部コンサルテーションの場合は，事例のアセスメントを直接行なうことができず，コンサルティの報告を通して予測していくため，場面のイメージが共有できるよう情報を求め，看護師の主観にも配慮しながら関わる。結局このプロセスが，看護師のアセスメントの視点や価値観を整理するきっかけとなり，ケア能力を育む機会となっている。

COMMENT

　この事例では専門看護師による専門家としての教育活動にフォーカスがあたっている。患者さんの医療的，心理的な問題をテーマとしながらもそれを仲立ちにして，学習者である，現場の看護師の「医療専門職としての成長」をまるで化学反応の酵素のように専門看護師が促している。学習者には適切な励ましやねぎらいとともに，気づきと，さらに新たな視点を指し示している。

　教育的な効果を考えると，認知的理解といういわば頭の部分と，感情的理解という心の部分の両者が伴わないと，学習者の価値ある行動の変化につながらない。コンサルタントである専門看護師とコンサルティである受け持ち看護師間のメール交換では，この点の配慮をとても強く感じる。知の部分と情の部分のミックスがなんとも言えず絶妙である。

　このメールの交換は，指導医と研修医間のよいモデルのようにも見えるし，テレメディシン（遠隔医療）をしている専門医とかかりつけ医の間の望まれる様子にも似ているように思う。

　がんの領域では，多くの看護師が患者に関わっている。専門看護師が自ら，その専門性を活かし，患者に関わることも重要であるが，専門看護師が看護師に関わることで，その看護師がより多くの患者に関わって，影響をより大きくすることができる。人的資源の活用と再生産という点でもすばらしいことと思う。

　専門看護師が今後，専門看護師の世界のなかだけにとどまることなく，多くの学習者によい影響を与える仕事ができる環境整備を強く望むものである。（大生）

Ⅲ 実践のリフレクション　CASE 10

褥瘡に悩まされた高齢認知症末期の緩和ケア

ケアする看護師の不全感と向き合う

☐ 実践
☑ コンサルテーション
☐ コーディネーション
☐ 倫理調整
☑ 教育
☐ 研究

老人看護専門看護師

塩塚優子

　この事例は，われわれの研究会で最も議論をよび，原稿になるまでに時間を要した。執筆を担当した塩塚さんも苦慮された。「非常に高度の認知機能低下」があり，意思疎通ができず，経口摂取も困難であり，さらに四肢の屈曲拘縮が著明である80代後半の女性に，専門看護師が対応した事例である。

　病棟師長は，上肢の拘縮と筋緊張のため，前胸部と上腕の密着によって左前腕尺骨側に3～4cm大の「褥瘡をつくってしまった」ことを悔いていて，専門看護師に相談をしてきたのである。

　専門看護師の観察によると，患者はるいそうが著明であったが，表情は穏やかで整容はされ，皮膚の保湿も十分であり，臭いもなくリネンは清潔であり，丁寧なケアがされていると判断できた。

　しかし，病棟看護師たちは，当該病院の方針である「美しい姿で最期を迎えていただく」に反して，褥瘡をつくってしまったことにこだわり続けていた。そして，この褥瘡を治すにはどうしたらよいかに看護師の視点は集中していた。病院の「廃用による拘縮予防対策」を忠実に実行してきたにもかかわらず，褥瘡をつくってしまったことを看護師たちは嘆いた。

　研究会での論点は，「褥瘡」だけに着目することからの転換を，専門看護師はどのように成し遂げられるのか，「病院の方針」をいかに専門看護師として解釈してケアの現場に適用することができるのか，そして，最も重要なことは「尊厳」とは何か，であった。（井部）

> Jさん　80代後半　女性
> アルツハイマー型認知症，陳旧性脳梗塞

入院までの経過　Jさんは70代後半より認知症症状があり，8年後に在宅介護が困難となり，20XX年介護老人保健施設に入所した。左右大腿骨頸部骨折の既往もあり，四肢の屈曲拘縮が著明で，寝たきり状態・日常生活は全介助であった。
　認知症は，重度（認知症高齢者日常生活自立度Ⅳ，Functional Assessment Staging：FAST，7［非常に高度の認知機能の低下］，(d)［着座能力の喪失］）であり，簡単な発語はあるものの意思疎通を図ることは困難であった。嚥下機能低下により経口摂取が困難で，末梢血管確保による補液が必要となることが多くなり，この施設では終末期の対応が困難なため，当院に入院となった。認知症症状の発現から約10年経過していた。

家族背景　夫は他界している。娘が2人いる。施設入所前は，長女家族（長女夫妻・孫）と同居していた。当院入院時，娘は「少しでも口から食べてほしい」「（拘縮した）膝を伸ばしてほしい」「かゆみをなくしてほしい」と希望していた。

専門看護師への相談の経緯　4か月ほど前，広範囲（右側頭葉～後頭葉）な脳梗塞を再発し，両上肢の拘縮と筋緊張が顕著となり，左前腕外側に褥瘡が発生した。深達度悪化の報告により，組織横断的に活動していた専門看護師が褥瘡状態およびケア状況確認のために病棟へ出向いた際に相談を受けた。

患者の状態と状況をアセスメント

状況　【病棟師長とともにJさんの病室を訪問】

病棟師長●「Jさんは腕の拘縮と筋緊張が強くて，あっという間に（創部が）深くなってしまって」
　専門看護師はベッドサイドでJさんに挨拶し，褥瘡部を見せてもらう。上肢の屈曲拘縮が強く，前胸部と上腕の間に隙間をつくるのも厳しい状態であった。創部は，左前腕尺骨側に3〜4cm大，深達度Ⅲ〜Ⅳ，血色不良，創周囲も摩擦と血行障害による暗赤色を呈していた。皮膚科の指示による処置を実施中である。

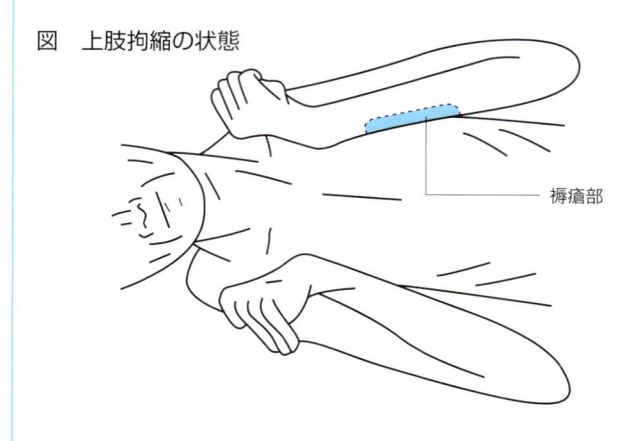

図　上肢拘縮の状態

考えたこと

Jさんは上肢の拘縮と筋緊張が強く、左前腕が自分の胸（肋骨）を圧迫している状態で、不随意運動がある。それによる摩擦とズレから褥瘡が発生したことは、スタッフの予測を超えたことだった。

> **keyword　拘縮による褥瘡発生リスク**
>
> 股関節や膝関節の屈曲拘縮が強い症例の場合、仰臥位では仙骨部、側臥位では大転子部にかかる体圧が上昇する。四肢の屈曲拘縮が強い症例では、荷重部の除圧が困難である。屈曲拘縮そのものによって、拘縮している関節部位や屈曲した四肢による圧迫によって褥瘡が生じる[1]こともある。

状況

Jさんは開眼していたが、視線が合うことはなかった。発声や表情の変化もなかったが、苦痛様でもなかった。円背・四肢屈曲拘縮が著明であり、エアマット・数種の小枕を使用していた。着衣も工夫され袖を通さず、直に四肢の肢位が確認できるようにしていた。

るいそうは著明であったが、整容（眼脂、産毛、整髪）、皮膚の保湿は十分にされており、臭いやリネン類の汚れなどもなかった。ベッドサイドの間仕切り家具には、体位調整方法の写真、1時間ごとの上肢の除圧や皮膚観察実施のチェック表が置かれていた。

考えたこと

Jさんの全体の様子や身体状態（特に拘縮）から、日々のケアの困難さと工夫（ケアプラン共有や徹底実施）が伺えた。それとともに、整容やスキンケア、プライバシー保持などの基本的なケアが丁寧に提供されている。

状況　〈これまでの経過やケア状況を確認〉

入院当初、Jさんは食事ができず、拘縮も著明であった。皮膚は乾燥と類天疱瘡による瘙痒のため、搔破痕だらけの状態であった。食事介助方法を検討し、少しずつ食べる量が増えてきた。皮膚科治療と保湿・ケアで皮膚状態も改善し、瘙痒を止めることができた。笑顔もこぼれるようになり、家族も喜んだ。

考えたこと

「皮膚状態を改善させ、瘙痒の苦痛を取り除き、さらに食事を見直すことで、笑顔が出るなどの反応を示すまでになった」と、病棟師長がこれまでの経過を話す様子から、Jさんの人生や背景を大事にした関わりも含めて、十分なケアを行なってきたという思いを感じた。

状況

家族は、病棟師長からの説明で、Jさんの死期が近いことを理解していた。そのため看護師は、面会時に家族が食事介助に関われるようにしたり、リクライニング車椅子での散歩をすすめるなどの工夫をしていた。元気な頃の写真から「おしゃれな方だったので」と、散歩の際にはJさんの首にスカーフを巻き、「歌が好きだった」ことから好きな音楽をかけ、趣味の茶道や海外旅行の話をするなど、できるかぎりこれまでの人生を大事にする関わりをしていた。

その後、脳梗塞再発により、食事量、体重ともに減少した。しかし、娘には「また食べられるように」という期待があったため、本人の意思（家族情報）や負担・苦痛を考慮しながら、AHN（人工的水分・栄養補給法）を検討した。皮下輸液で隔日250～500 mL程度投与していたが、血管確保が困難であったため、針刺入部位の状態などから徐々に減量していった。そして、少量ながらも経口摂取（好きな甘いものを食べたいだけ）を継続した。

拘縮に対しては、体位や肢位調整、排泄、トランスファー、更衣介助方法などを工夫

し，介護上の骨折や褥瘡などの新たな苦痛の発生を予防し，安楽を重点にしたケア方法が検討・提供されていた。

考えたこと

入院後，一旦は栄養状態が改善し(TP 4.9 → 6.7 g/dL，Alb 2.7 → 3.7 g/dL，ch-E 149 → 280 U/L，BW 28.1〜28.8 kg を維持)，笑みが見られることもあった。しかし，脳梗塞再発後の反応の低下や経口摂取状況(300 kcal/日前後)，皮下輸液の経過(隔日 250〜500 mL/日，吸収が難しくなっている)，体重減少(4か月で5 kg 減少し 23.2 kg，BMI 10.3，血管確保困難のため再梗塞後は血液検査の実施なし)から，余命の予測は難しいものの，衰弱が進行しており，認知症末期の基準の状態に相当する。

ただ，脱水傾向のため痰のからみも発熱もないため，身体状態はよくないながらも細々と維持できていると考えられた。

皮下輸液投与方法を検討し，生活援助を通して，苦痛緩和や J さんの尊厳を考えたケアが提供されている。

keyword　認知症の末期の基準

認知症末期の判断基準がホスピスケアの立場から作成されているものもある。

表　認知症の末期の基準

Hospice eligibility （米国）	Gold Standard Framework （英国）
・FAST 分類の 7(高度のアルツハイマー病)-C を超える状態(ひとりで移動できず，意味のある会話ができず，ADL はほぼ依存，便失禁や尿失禁がある状態) ・誤嚥性肺炎，尿路感染症，敗血症，悪化傾向にある多発性のⅢ〜Ⅳ度の褥瘡，抗菌薬投与後の繰り返す発熱，6 か月以内の 10％以上の体重減少などの合併症を併発	・介助なしにはまったく歩けない ・尿失禁と便失禁 ・意思疎通ができない ・介助なしに着替えができない ・Barthel score が 3 未満 ・ADL が悪化している ・以下のうち少なくとも 1 つ ①6 か月で 10％以上の体重減少，②腎盂腎炎や尿路感染症，③血清アルブミン低値＜2.5g/dL，④重度の褥瘡，⑤繰り返す発熱，⑥体重減少や経口摂取の減少，⑦誤嚥性肺炎

平原佐斗司：末期認知症の緩和ケア．日本認知症ケア学会誌，11(2)，463，2012．より

改めてケア目標を共有し，スタッフにフィードバック

状況　〈ケア目標の確認と共有，相談内容に対する対応〉

専門看護師●拘縮の強い状態をよくケアしていると思います。徐々に衰弱されて，穏やかな様子ですね。整容にも気遣いがされていますね。

病棟師長●でも，褥瘡をつくってしまって……。

考えたこと

病棟師長は，「最後に，体に傷(＝褥瘡)をつくってしまった」「苦痛を与える状況にしてしまった」という思いを抱きながら，これ以上新たな苦痛(褥瘡など)をつくらないようにしたいとの思いを感じた。

状況　病棟師長も，予後の見通しから褥瘡治癒をめざすことは困難であると考えていた。Jさんの左手指基始部が前胸部(肋骨)にあたっているため，次の褥瘡発生リスクが最も高いことを予測し，除圧方法を試行錯誤していた。

除圧のため，上肢と前胸部の間にあてる枕の検討（素材，大きさ，あて方，除圧する時間間隔）を行なうが，使用する小枕も不随意運動のためにすぐに位置がずれ，効果的な除圧ができない状況であった。拘縮が強いため，スタッフ2名で，1時間ごと（およびラウンドごと）に局所の除圧や枕の位置を調整していた。病棟担当リハビリスタッフ(OT)も個別に関節他動運動を実施し，肢位調整方法は，褥瘡対策委員であるPTにも介入を依頼し，スタッフと検討していた。専門看護師は，Jさんの苦痛緩和と病棟スタッフのケア負担を増大させないための現状での最善を考え，当該部位にドレッシング材の使用を提案した。

考えたこと

　予後の見通しと創状態（深達度，部位，原因，創部血色など）から考えると，改善させるのは難しいため，褥瘡部のケア目標は，治癒ではなく悪化防止（創部拡大や感染防止）としている。両上肢とも肩の内旋・前腕の回外状態と筋緊張（内転方向）が強く，下肢の屈曲拘縮も著しい。るいそうも著明であることから，他の部位の褥瘡を予防し，新たな苦痛を生じさせないことを考えたほうがよいだろう。Jさんの予後および褥瘡部のケア目標について病棟師長の考えを確認し，目標を共有する。
　Jさんは，認知症の終末・老衰の過程を穏やかにたどっているため，これまでのケアの継続と新たな苦痛（褥瘡や骨折）を発生させないことを重要課題ととらえた。病棟師長，スタッフにとってもケア目標を達成することが，ケアのモチベーションを維持するためにも大事だと考えた。

提案（ドレッシング材の使用）にあたり考慮したこと
①病棟師長からの相談であったこと
　病棟のケア量やスタッフの状況なども含め，個別のケア方法を病棟内で検討しつくしたうえでの相談だと考えた。
②病棟の他患者の状況
　認知症重度の病棟であるため，終末期の患者だけでなく，寝たきり度A2～Bレベルで BPSD の患者への対応や，転倒リスクの高い患者の見守りなど，1人ひとりの患者の対応に時間を要する。
③病棟の看護・介護スタッフのケア体制や状況
　夜勤体制上，拘縮の強いJさんのケアを常時スタッフ2名で行なうことには限界がある。

原則
ケアチームをエンパワメントする

状況　**【その後の経過】**
　病棟師長らは経口摂取も少量ずつ行ないながら，ケアプランを継続した。左前腕の褥瘡を治癒させることはできなかったが，新たな発生は防ぐことができた。
　Jさんは，およそひと月後に家族に見守られながら眠るように亡くった。娘は，「穏やかに，苦しまないのがいちばん」と穏やかな最期の様子に安心していた。

〈師長会での共有〉
　師長会で病棟師長より，Jさんの拘縮と褥瘡の経過およびケアについての報告がされた。関節拘縮により褥瘡で新たな苦痛が生じる可能性を認識し，予測をもって対応すること，拘縮予防の重要性について語り，師長会でも再確認できた。

〈当該病棟のケアの変化〉

　病棟でのデスカンファレンスでも,「褥瘡ケアには早期発見と対応が重要であるが, Jさんのケアを通して, 原因となる拘縮をつくらないことも重要だ」と病棟師長, スタッフで共有した。その後, 上肢の拘縮が進行傾向にある高齢患者をピックアップして腕の関節運動を取り入れるなど, 個別のプランにより拘縮進行予防を強化した。褥瘡予防についても, 皮膚の観察強化と発赤発見後のケア方法の見直しなどが, 積極的になされている。

〈拘縮予防対策継続・強化に向けて〉

　「惨めでない・苦痛でない・大切にされている」。この3つのことが満たされて「尊厳が保持できている」と専門看護師は考える。当院では,「美しい姿で最期を迎えていただく」ことを目的に, 2007年6月より廃用による拘縮予防対策[3](食事・排泄・入浴・移乗の生活援助の際に関節を動かす)を開始した。この拘縮予防対策では, 2か月に1回全患者の関節可動域測定を行ない, 前回測定より拘縮が進行しているケースについては, 病態確認やケア方法の見直しを行なっている。

　測定結果から高齢患者への必要な対応を早期に開始することと, その重要性の周知, 実践の徹底を, 看護・介護・リハビリスタッフと推進していくことが課題と考える。

■臨床推論研究会では……

　超高齢者の終末期(栄養状態低下・予備力低下・拘縮)での褥瘡発生は, 誤った看護の結果ではない。ケアをする自分たちを責める方向に向きがちであるが, 人生の終焉のときにある高齢者自身の人生や家族の思いを大事にした関わりなどが重要であるという視点をもつことが必要である。

　また, 専門看護師自身も組織の一員であり, ケアするスタッフの思いを十分理解できるであろうが, そこから一歩引いて, 過度な精神的負荷にならないよう,「今できているケア」の意味を認識させ, フィードバックする役割を果たすべきではないか, というコメントがあった。

【引用・参考文献】
1) 南村愛ほか：関節屈曲拘縮に対する筋腱切離術が褥瘡治療に有効であった2症例. 日本褥瘡学会誌, 15(2), 144-148, 2013.
2) 平原佐斗司：末期認知症の緩和ケア. 日本認知症ケア学会誌, 11(2), 463, 2012.
3) 福田卓民："動く"を支える―動けないことに対するリハビリテーション. 緩和ケア, 23(4), 300-302, 2013.

極意と秘訣

　当院の褥瘡ケアに対する考え方は,「つくらない・治すは,ケアの1つの評価」である。「つくらない・治す」と考える気概,1人ひとりの高齢認知症患者の人生の終焉をケアすることへの責任感を強くもつことは,「褥瘡を発生させてしまった」という事実に対して,必要以上に自分たちのケアの不備を責めることにつながることもある。しかし,その終末期の病態から「高齢認知症患者側の要因が,適切に行なっているケアの範囲をしのいでしまっている」と,客観的にとらえ,現実を認識することが必要な場合もある。

　さらに,この過度の責任感から起こる心理的な負荷を次のケアへのエネルギーに変え,自分たちのケア力を鍛えること,予防ケアの実践につなげることが認知症末期の緩和ケアには重要ではないか。

　専門看護師の役割は,「失敗や反省」に意味を見出し,スタッフが次の(患者への)ケアに活かせるように働きかけ,活力にすることである。高齢認知症患者のこれまでの人生や背景を大事にした関わり,日々の生活ケアを丁寧に提供することの重要性を伝え続け,これまで提供してきたケアの価値を保証することにより,ケアチームのエンパワメントにつなげることである。

COMMENT

　この事例の本研究会における取り扱いについては,井部先生のコメントをご参照いただきたい。患者の家族や,ケアを行なっている周囲の人々のQOLや生きがい,やりがいについての姿勢の重要性が1つの重要なポイントではないかと,私は感じている。

　人間はどのような状況に置かれても,本来的に自分自身のQOLを保とうとする機能をもっているようだ。私は筋萎縮性側索硬化症患者のQOLスケール,特に個人別のQOLスケールについて勉強の機会があった(内容の詳細は看護学雑誌,73(1), 42-47, 2009および73(2), 46-52, 2009参照)が,患者は今の生活のなかで大切なものを状況によって「変更」しながら,自分自身のQOLを保っていることを学んだ。

　本事例では,専門看護師がこの「変更」を促進し,当事者たちの,すなわち介護者・看護者・さらには家族のQOLを保つようにしているのではないかと考える。さらに,この枠組み変更の大切さとともに,視点の距離感の調整も行なっているように思われる。ケアに熱心になるあまり,距離感が近すぎ,全体を俯瞰できない事態も起こることがしばしばある。東京大学の清水哲郎氏は,「同じ人間であるから」同じだ(同の倫理)ということと「同じ人間であるから」違うんだ(異の倫理)という考え方の両方があることを指摘している[註]。

　不確定要素のある医療を行なっていくうえでは,考え方・枠組みを多様にし,それらを手元に準備できることはほんとうに大切なことであるといつも感じている。(大生)

註　臨床倫理の考え方　東京大学文学部・大学院人文社会研究科
　　(http://www.l.u-tokyo.ac.jp/~shimizu/cleth-dls/1004cleth&pal.pdf)

III 実践のリフレクション　CASE 11

母親の終末期に,家族の強みを引き出す支援①
医療者の思いと現状のずれを修正し,家族支援の目標を立てる

☐ 実践
☑ コンサルテーション
☐ コーディネーション
☑ 倫理調整
☐ 教育
☐ 研究

家族支援専門看護師
髙見紀子

　この事例は,家族支援専門看護師がどのように家族を支援するかがテーマである。事例の内容がリッチであったため,「Ⅳ　患者との治療的パートナーシップの形成」でも本事例の続編が紹介される。

　この事例で専門看護師は,がん患者Kさん(40代・女性)の家族―受験生の子ども,多忙な夫,毎日面会にやってくる実兄―を強化して患者の療養体制を整え,家族機能を維持しようとする。病棟看護師や医師には,この家族メンバーが分散されているようにみえる。どうしたら,まとまりのある家族としてとらえることができるのであろうか。

　私は,大切なポイントのひとつが,病棟看護師がいうところの「雑談」にあると思う(私は,そもそも患者との会話を雑談として"分類"することには反対である)。看護師は,「情報をとってくる」ことが仕事であると認識し,能動的な情報収集の結果のみが価値のある情報と位置づける傾向がある。これは大きな誤解である。患者や家族と自然に交わすあいさつや会話(という雑談)は情報の宝庫である。生活習慣,価値観,人間関係,身体状況などさまざまなことを相手は語っており,看護師は全体像をつかむことができるのである。後半の展開を期待したい。(井部)

Kさん　40代前半の女性　肺がん，脳転移，肝転移

事前情報　Kさんは半年前より咳嗽，倦怠感があり受診したところ，がんがすでに両側の肺に広がり，脳転移，肝転移が認められた。

Kさんは入院時より，話しかけても返答までに時間がかかり，会話が成立しないことがあった。また，自分の病室がわからず，廊下を歩き回る姿が見られたが，自分で身の回りのことはできており，大部屋の患者ともトラブルになることはなかった。

治療は，化学療法と放射線療法を併用し，定期的に化学療法を実施している。外来で化学療法を行なうこともできたが，たびたび頭痛を訴えていたため，これまでは症状コントロールと精密検査を兼ねて入院をしてきた。

今回は，一時的に意識を失うことがあると，夫に付き添われ受診し，緊急入院となった。主治医から，今後は積極的な治療は難しく，残された時間を家族と過ごしたほうがよいのではないかと話されている。主治医と病棟の受け持ち看護師は，未成年の子どもたちがいることが気がかりであり，残された時間を自宅で過ごさせたいと考えているが，家族が対応できるのか医療者自身も不安であった。

介入時，専門看護師は病棟所属の一看護師で，依頼があるときにその部署に出向いて，実践やコンサルテーションをする状況だった。今回は，呼吸器病棟の受け持ち看護師から，今後の関わりについて，家族支援専門看護師として依頼を受けた事例である。

Kさんの家族構成　夫（40代後半），中学3年生の長女，小学3年生の長男，幼稚園年長6歳の次男と5人暮らし。Kさんの実家は同市内にあり，母親と実兄が住んでおり，関係性は良好である。実兄は勤務先が病院の近くであったため，昼休みを利用して面会に来ていた。

夫は，勤務先まで片道2時間かかり，週末は出張などで留守にすることが多く，面会に来ることは少なかった。子どもたちの面会はない。入院中は，実母が子どもたちの世話をしていた。入院したのは，12月上旬である。医療者は，年末までには退院し，正月を家族で過ごさせてあげたいと考えている。

医療者の思いの先行を回避し，家族セルフケア機能を高める支援

状況　〈病棟看護師との関わり〉

病棟看護師●Kさんは入退院を繰り返している患者さんで，まだ子どもが小さいので家族のことがずっと気になっていました。でも，短期間の入院ですぐに退院をしてしまうので，あまり関わることができないまま時間が経ってしまいました。Kさん本人と話していても，どうしてほしいのかわからないのです。

考えたこと　病棟看護師は肺がん患者のケアの経験が多い。今後の症状が予測できるため，患者・家族が後悔しないように，子どもたち中心に視点が向けられている。しかし，看護師の希望が先行しているため，Kさん本人と夫の真意が理解できていないようにもとらえられる。専門看護師は家族の情報を整理したあと，段階的に支援する必要があると考えた。特に，Kさんと夫との夫婦間のニーズを引き出すことが優先順位として高い。

第Ⅲ章　実践のリフレクション

状況

専門看護師●ずっとKさんと家族のことが気になり，小さいお子さんにまで気を配っているのですね。Kさんとはどのようなことを話しているのですか。

病棟看護師●Kさんに子どものことを聞いても，「何とかなるでしょう」という他人事のような返事が返ってきます。子どもたちのことをどう思っているのかわからないのですが，「入院すると楽になる」と口癖のように言われます。ご主人の面会はほとんどなく，週末に来てもすぐに帰ってしまいます。

考えたこと

　Kさんは，教育期にある家族の一員であり，家族内の役割が多い。また，疾患が進行しており，身体の苦痛から，入院によって生活や家族から解放されるという安心感が得られている。しかし，今の状況では，家族のセルフケア機能が十分に発揮できない可能性がある。

　家族内の調整をしてからでないと，在宅療養は家族にとって苦痛になると判断した。終末期であるため，日々の症状変化をアセスメントした判断も必要である。

　患者・家族は，危機的状況に陥ったときにした過去の対処行動などはないのだろうか？　この家族の支えとなる他の家族は誰だろうか？

> **原則**
>
> 　家族を理解するための理論には，家族発達理論，家族システム理論，家族ストレス理論がある。家族発達理論では，各発達段階において特徴があり，発達課題がある。
>
> 　この家族は，教育期にあり，子どもの学校生活を通じて社会とのつながりが深まり，親としての役割がある。成長するにしたがって，子どもの進学に伴い受験という新しい経験も増えてくる。
>
> 　また，親は社会人としての重要な仕事を任せられ，社会でも家庭でも課題が増えてくる時期であり，ストレスも多い。そのため，危機状態に陥ると家族のバランスが崩れる。

状況

専門看護師●ご主人とは今までどのような話をしましたか？

病棟看護師●今，子どもたちはどうしているのかを聞いたり，今後の在宅療法のことなども考えて，車いすの移動方法などを説明しようとすると，「また今度でいいです」と逃げるように帰っていきます。

専門看護師●そのとき，ご主人は嫌な顔をしたり怒鳴ったりする？

病棟看護師●声をかけると立ち止まってはくれるんですけど，びっくりしたような顔をしているかな。でも，話を始めると今の状況とか話してくれます。詳しい話をしようとすると「じゃあ」って言って帰ってしまうんです。そんなに嫌な顔をするわけではないですけれど。

専門看護師●ご主人とKさんが話している姿はどう？

病棟看護師●意外と笑顔も見られます。何を話しているのかはわからないけれど。

専門看護師●Kさんの実兄はどう？

病棟看護師●毎日面会に来てくれていて，夫とも連絡をよくしているようですが，「妹家族を支えてあげたいという気持ちはある。でも，何かを決めるときは，妹の夫に聞かないとわからないので，そちらにお願いします」と話されます。Kさんに残された時間がないことを思うと，何とかしてあげたいと思うんです。

11 母親の終末期に，家族の強みを引き出す支援①

考えたこと　病棟看護師と夫の関係性は悪くはなく，夫が現実を受け止めるための支援体制をつくることはできる。Kさんと夫，家族全体を支えられる他の家族はいるのか？実兄にはそのパワーがあるのか確認が必要である。病棟看護師には，実兄が頼りないように思えるが，専門看護師は，この家族の第三者として，支えられる力が実兄にあると考える。

状況　**専門看護師**●ご主人は，なかなか面会に来られないようなので，医師からの症状説明をお願いして，その機会を利用して話してみます。お兄さんやご主人と話をするとき，面会に来るだけでも大変なのでねぎらってあげてください。そして，病状のことだけではなく，世間話もしながら話してくださいね。
病棟看護師●雑談にしかならないかもしれないですが，できるだけいろいろな話をしてみます。時間がないので何とかしたいのです。
専門看護師●雑談と思っていることも，生活をアセスメントする要素となるので大切にしてください。

考えたこと　会話の内容について，率直にKさんの状況やケアについてばかり話すのではなく，夫が話しやすい環境づくりから始めることを提案した。
病棟看護師は何かを聞き出さなければならないと思っていることが多いのかもしれない。何も聞き出せていないという思いがあるから，話した内容が記録に記載されていないのだろう。ちょっとした言動も記録に残して共有しよう。雑談ととらえられている会話が潤滑油となり，アセスメントの要素となる。

原則
家族と医療者の心理的距離は，医療者のパワーが強過ぎると家族が離れていく傾向にある。家族の受容過程がうまく進んでいないときには，家族が現実を受け止められるように温かく見守る支援が必要となる。

状況　〈看護記録，カルテ，検査データなどの情報を確認する〉
　Kさんは入退院を繰り返していたが，夫や実兄と医療者が話をしている記録は数回のみである。病棟看護師とKさんの会話から，Kさんが罹患して以来，子どもたちの世話はKさんの実母がしており，実兄もときどき実母と交代して世話をしている。Kさんの「ここにいると楽」という言葉は，繰り返し聞かれていた。
　夫は，片道2時間かけて通勤しており，重要な仕事を任されているため，週末に面会に来ていたが，記録によると毎週ではない。また，夫は自動車の運転ができず公共交通機関を利用しているので，病院に来られる時間が限られている。
　Kさんの病状は進行しているが，検査データから，家族調整をする時間はあると考えられた。
　医師が症状説明をするときには，病棟看護師が早めに家族に連絡をとることで夫への面談は可能であり，また，実兄から夫への連絡は確実に行なわれていた。病歴記録から夫の希望は，①症状説明は実兄の同席，②医療者からの連絡は夫の携帯へ直接する，または実兄の面会時に伝達してもらい，夫へ連絡するというものであった。症状説明時の状況は，夫はいろいろと質問をするが，それを整理するのは，実兄であることが多い。
　患者，家族ともに現状や今後に対する不安言動の記録はない。長女は受験生であり，

第Ⅲ章　実践のリフレクション

不安定な時期ではないのかとも思うが，記載がない。

医師のカルテには，「年内退院目標，積極的な治療は困難。脳転移にはγナイフ照射[註]も検討するか？」とあった。

考えたこと

夫の面会が少ないのは，現状を受け止められないだけではなく，さまざまな事情が含まれており，生活の再構築ができるように支援することが必要である。実兄と夫の連絡は確実に行なわれており，夫は実兄を頼りにしており，関係性はよいと考える。

この家族は調整によって，実兄を含めた拡大家族として家族システムの調和が保たれ，この先，起こるであろう問題に対処していく力が補強されると考えた。夫と接するときは，時間的にも精神的にも余裕をもって接することが必要である。そうすることで不安を与えずに会話ができる。

原則

家族システムには恒常性と安定性がある。危機的状態になると，システムが不安定となるが，「拡大家族」の力を投入することで，家族内のバランスが安定する。装飾品のモビールにたとえると，風が吹いて，飾りが揺れ動く。この家族も飾りのように揺れ動いている状況である。

医師も巻き込み患者・家族の支援計画を共有する

状況　〈医師との調整〉

主治医●最初にKさんに会ったときから，あまり話をしない人だったから，そういう性格なのか，それとも脳転移の影響なのかわからない感じだった。しかも，ご主人はあまり面会に来ないし，電話で話をしても「今度，病院に行ったときにお願いします」と言われる。病院に来たときに，話をしても「ああ，そうですか。それで，どうしましょう」の繰り返しで，家に帰れるのだろうかと思う。(医師自身が)Kさんと同年齢の子どもがいるから，自分だったら妻の病状を子どもに話そうと思うが，ご主人は「どうしましょう」の繰り返しだから，先に進まない，どうしたらいいのだろうか。

今後は，積極的な治療はできず，対症療法しかないため，早めに退院させて，自宅で過ごさせてあげたい。転移が多数あるため，今後どの程度自宅で過ごせるかはわからない。

専門看護師●カルテに「γナイフ照射も検討するか？」とありましたが……。

主治医●どの程度の効果があるかわからないけれど，この先の方向性が決まらないのなら，2週間だけ転院してγナイフを照射することもできる。家族にはまだ話していないけれどね。でも，できるだけ早くに帰りたい。緊急入院をしてきてもよいから，年末までには退院させたい。だって，きっと最後のお正月だよ。

専門看護師●家族に治療の説明をするときに，どうしたいのかを一緒に考えてみたいのです。Kさんの家族は，たくさんの課題を抱えていて，ご主人だけでは支えきれないと思うのです。でも，実兄の存在があるのできっと危機的状況を乗り越えられると思います。今，長女は受験勉強の最中なので慎重に進めたいのです。

主治医●そっかあ，わかった。受験っていつ終わるの？　年明けだよね？

註　γナイフ照射：定位放射線治療照射装置で，病変部にピンポイントでγ線を集中照射できる。

考えたこと

　　　医師を巻き込み，症状説明時に夫の真意を引き出す機会をつくることは可能だろう。また，子どもたちの同席を促し，医療者が子どもたちを支えることも可能である。しかし，医療者の考えを夫に押しつけるのではなく，中立の立場をとることが必要である。

　　　γナイフを照射することで，入院中に調整できる時間はまだあると判断した。無理に退院し，自宅療養を促すと，その後の調整がうまくいかず，苦い経験となり，今後の対処行動がとれなくなる可能性がある。お正月は，元旦に外出か，短期の外泊でもよいのではないだろうか。うまく外泊ができれば，その後の退院，自宅療養が容易となる。そうすれば，長女の受験勉強にも影響しないのではないか。今後は，医療者間で情報を共有するカンファレンスが必要である。

状況

　カンファレンスでは，以下のようにKさんと家族の支援計画を立て，医療者間で共有した。

①Kさん，夫の真意を理解するため，積極的に意図的な会話をしていく。雑談と思う内容も記録に残して共有する。

②今後，Kさんと夫のニーズを尊重したうえで，子どもたちへの関わりを行なう。①の会話からKさんと夫の真意を理解する。

③お正月は無理に外泊や退院を促さず，希望を聞き調整をする。

④γナイフ照射を希望したら，2週間だけ転院をするので，一度仕切り直して退院に向けて話し合う。再入院は，医療者，患者・家族の気持ちの切り替えによい機会である。

⑤長女の受験が終わるまでは，家族全体がストレスフルにならないよう支援をする。長女の受験とKさんの罹患の時期が重なったことを，家族のつらい経験ではなく，危機的状況を乗り越えられた強みとしての経験にするため，過剰なストレスとなる退院の話は避ける。

⑥長女の受験が終わったら，子どもたちへの接し方をKさん，夫，実兄と一緒に考える。夫やKさんが困ったら医師・看護師が質問に答えることにし，夫はKさんと子どもたちの味方であるという姿勢をもつように調整する。家族内で話し合いができる支援体制をつくることが必要である。

【その後の経過】

　医師からの治療についての説明の場を早期に設け，夫と面談することにした。夫の思いを吐露できる環境をつくり，どのようなケアを行なっていけばよいのか検討することにした。その後，個々の家族に介入する計画を立て，この家族らしい選択ができるように支援をした。詳細はCASE12で紹介する。

第Ⅲ章　実践のリフレクション

極意と秘訣

　煩雑な業務のなかで，医療者が患者の家族へ視野を向けることは容易にできることではない。この事例のように経験の多い看護者であるからこそ，未成年の子どもたちへ視点を向けられることがある。しかし，それは同時に子どもたちを中心とする，医療者の陥りやすい家族への支援方法となり，医療者の価値観を押しつける結果ともなる。

　家族は，複数の人々で成り立っている場合が多いため，家族の真意を理解し，意思を尊重した介入をすることが必要である。会話を単なる雑談ではなく，重要な対話としてとらえ，配偶者である夫の心の声を聞くことができるように言葉を交わすことが必要である。そうして初めて，家族の意思を尊重した介入ができると考えられる。

　家族が危機的な状況を乗り越えられるかどうかは，看護者の介入方法に左右されることが少なくない。CASE12 では，家族それぞれのシステムに視野を向けた支援方法について説明する。

COMMENT

　この事例で，私としては未知の領域に案内され，ものの見方が広がった思いである。まだまだ少数派とのことであるが，家族支援専門看護師の存在はたいへん貴重である。支援を受ける患者・家族だけでなく，医療関係者にも実地臨床の観点からも専門職としての教育の観点からも重要である。

　外来，入院を問わず，日常の診療では家族の力，影響力の大きさを痛感することが多い。単に患者の受療行動だけではなく，予後に決定的な影響を与えることもある。それにもかかわらず，この大切な資源の活用を全く経験的に，それぞれの自己流でやってきたことに私は愕然とした。医師もこの方面についていっそうの理解が必要と考える。

　本事例は 2 回にわたって取り上げられる。さらに家族についての概念や考え方についても示唆が得られるであろう。専門看護師が行なっている，「患者が家族であると認識する人々との関係性」に注目して，認知・感情・行動の 3 領域を押さえながらの視点は，効果的に実践されればたいへん柔軟で強いアプローチを生むであろう。（大生）

第IV章 患者との治療的パートナーシップの形成

　治療的パートナーシップとは，患者が円滑に治療過程をたどることを促進するための援助だけではなく，患者・家族の価値・信念を知り，自分で選択できるような情報提供，意思決定の支援，患者の意向が反映されたケア計画を遂行するものである。自らの思考や価値を表現することが困難で，看護師からは理解できないととらえられがちな患者に対して，その背景にある生活や生き方，価値観を受け入れ，そのスタイルを尊重しながらのコミュニケーションや安全，安心をもたらすケアリングを実践している。

　また，専門看護師の役割として示される実践は，常にコーディネーションとともに教育的行為を内包している。

Ⅳ 患者との治療的パートナーシップの形成　CASE 12

母親の終末期に，家族の強みを引き出す支援②

個々の家族に意図的に介入し，残された時間を家族で過ごす

- ☑ 実践
- ☑ コンサルテーション
- ☐ コーディネーション
- ☑ 倫理調整
- ☐ 教育
- ☐ 研究

家族支援専門看護師
髙見紀子

　妻は，肺がんで脳転移，肝転移があり入院しているが，夫は仕事が忙しく，妻を見舞うことは少ない。長女は受験を控えているため，母親の病気のことは知らせないでいる。医療者としては，患者の在宅療養を勧めたいと考える。

　夫は，「今まで仕事一筋だったので，妻がいなくて，今さら子どもたちとの時間をつくろうとしても無理だと思う。でも何とかしないと」と思っている。そして，「長女の受験までは，とりあえず毎日が何事もなく過ぎればいい」と思ってやってきたが，それが終わって，「妻をどうにかしないと，という気持ちで今度は逃げられなくなった」。けれども，そのつらい体験を「妻が亡くなったら，嫌でも現実を受け止めなくてはいけないので，それでもいいか」と迷う。

　専門看護師は，少しずつ妻をとりまく家族メンバーの思いを解き明かし，新たな家族システムを提示して方向性を示すのである。(井部)

12 母親の終末期に，家族の強みを引き出す支援②

Kさん　40代前半の女性　肺がん，脳転移，肝転移

《CASE11で立てた患者・家族を支援する計画》

①Kさん，夫の真意を理解するため，積極的に意図的な会話をしていく。雑談と思う内容も記録に残して共有する。

②今後，Kさんと夫のニーズを尊重したうえで，子どもたちへの関わりを行なう。①の会話からKさんと夫の真意を理解する。

③お正月は無理に外泊や退院を促さず，希望を聞き調整をする。

④γナイフ照射を希望したら，2週間だけ転院をするので，一度仕切り直して退院に向けて話し合う。再入院は，医療者，患者・家族の気持ちの切り替えによい機会である。

⑤長女の受験が終わるまでは，家族全体がストレスフルにならないよう支援をする。長女の受験とKさんの罹患の時期が重なったことを，家族のつらい経験ではなく，危機的状況を乗り越えられた強みとしての経験にするため，過剰なストレスとなる退院の話は避ける。

⑥長女の受験が終わったら，子どもたちへの接し方をKさん，夫，実兄と一緒に考える。Kさんや夫が困ったら医師・看護師が質問に答えることにし，夫はKさんと子どもたちの味方であるという姿勢をもつように調整する。家族内で話し合いができる支援体制をつくる。

患者・家族それぞれの思いを解き明かす

状況　【Kさん，夫，実兄の個々への介入〈Kさんと面接　1回目〉】

Kさんは，γナイフ照射のため，一時的に転院予定であるが，現在の状況を確認するため，病室を訪ねる。

専門看護師●こんにちは，お話させていただいてよいですか。

Kさん●どうぞ。何度も入院してきているけれど，初めましてですね。今日も少し頭は痛いけれど，慣れてきました。

専門看護師●ときどきお姿を見るので，いろいろなお話をしたいと思ってきました。（とKさんの目を見て話す）

Kさん●でも，特にお話できることはないかな。

専門看護師●（部屋に写真が飾ってあり，専門看護師は写真を見ながら話す）お子さんたちとのお写真ですか。いつ頃の写真ですか？

Kさん●昨年の夏，子どもたちと出かけたときの写真。この頃はお姉ちゃんもかわい気があったのに，最近は反抗ばかり。母と娘って仲がいいっていわれることが多いけれど，全然そんなことなくて。末っ子は甘えん坊さんで，家にいると側に寄ってくるの。でも，今の私には，何もできないからここにいるほうが楽。お父さんは仕事ばかりで家にいないし，こんな写真ばかりなのよ。母子家庭。（と，笑顔で話す）

考えたこと　Kさんは，入院中は，自分のことで精一杯という感じはするが，家族のことを聞くと話し，会話は成立している。Kさん自身，診断から現在までの期間が短く，受け止めができていない状況もある。脳転移があるが，会話は理解できており，家

族との時間は過ごせるだろう。夫の仕事は多忙であり，Kさんは母親として家族の中心的な存在であったと思われる。今後は家族内役割の再構築が必要である。

> **原則**

病室に飾ってある写真は，家族の歴史を物語り，家族アセスメントをする材料となる。家族構成や家族の健康状態，家族内の相互関係が読みとれる。

アセスメントのポイント
- 写真はいつ頃のものなのか。
- なぜ，その写真を飾っているのか。
- 写っている家族の構成や並びなどから，その家族の特徴をつかむ。家族のバランスをとらえる。
- 写真から会話を広げ，家族情報を収集する。

状況　【昼休みに面会している実兄と面接〈1回目〉】

専門看護師　いつもご面会ありがとうございます。お仕事の途中でたいへんですね。ご主人との連絡もありがとうございます。

実兄　これくらいしかできないですから。でも，自分が出しゃばっているみたいに見えないですか。たった一人の妹なので，できるだけのことはやってやりたい。妹の子どもたちは自分の子どものように思えてかわいいんですよ。

専門看護師　妹さんご家族ともよくお話をされるのですか？

実兄　よく話します。妹の旦那は忙しい人だから，家にいることが少なく，しかも子どもたちには厳しいので，自分のほうが話しやすいみたいですよ。最近は，長女とはあまり話をしないけれど。妹の旦那と長女が言い合いになることが多く，受験生なのにかわいそうに感じます。妹（Kさん）のことも気になるみたいだけれど，詳しくは聞いてはこない。受験が終わるまでは言わないでほしいと妹夫婦に言われているので，私からは話さないようにしています。

専門看護師　お兄さんもおつらいですね。

実兄　そうですよ……。でも，そうも言ってはいられないから。職場が近いので，毎日の面会は苦痛ではないですよ。面会に来ることで自分の心の整理をしています。今後，妹に何があっても妹家族を支えていこうと思っています。

考えたこと　実兄は，面会をすることで感情の整理をしているため，面会が負担にならない環境を提供していくことが必要である。また実兄は，患者・家族の第三者的役割を果たすことができており，患者・家族の全体の状況を理解できている。拡大家族として，実兄を含めると，この家族だけで今後の意思決定をすることは可能である。Kさんの子どもたちは，実兄との関係性が良好であるため，実兄には本音を吐露することができると考えられる。実兄を含めた話し合いは，物事を決定するときに有効であり，迅速に対応できると判断した。

> **原則**

家族を理解するための理論
- 家族発達理論
  家族形態の特徴を新婚期から完結期までの時期に分けている。各時期に発達課題がある。
- 家族システム理論
  家族を1つの単位として支援していく。システムはモビールを用いて説明され

ることが多いが，家族も同様に影響しあって構成されているため，病気や事故などの出来事が起こると，家族のバランスがとれなくなる。家族内には，夫婦，兄弟，親子などのサブシステムが存在する。

- 家族ストレス理論

    家族のストレス源には，発達的危機や状況的危機などがある。危機を乗り越え，ストレスを軽減させるためには，家族の認知，対処，資源が重要な要因となる。ストレス状況（ストレス源）下にある家族が，その状況をどうとらえ（認知），どういった力（資源）を活用して，どう乗り越えていくのか（対処）を明らかにする。

状況　【医師の症状説明時に同席したあとの会話〈夫と面接　1回目〉】

夫●年内が無理だったら，年明け早々にγナイフ照射するでしょう。2週間後に帰ってくるので，よろしくお願いします。

専門看護師●年末でお仕事もたいへんですね。休めていますか？

夫●お義母さんやお義兄さんが子どもたちの面倒を見てくれているので，何とかできます。今まで仕事一筋だったので，今さら子どもたちとの時間をつくろうとしても無理だと思う。何とかしないと，いろいろ考えてはいるけれど……。

専門看護師●どのようなことを考えていらっしゃるのですか？

夫●いや，看護師さんにお話しするのは申し訳ない。

専門看護師●どのようなことでもよいので，話してみてください。

夫●うーん。介護休暇ってあるでしょ？　あれってみんなとるのでしょうか？　これでも何とかしなくてはと思っているんですよ。長女の受験までは何事もなく過ぎればいいと思う。

　長女は難しい年頃だけれど，まだ子どもです。長男や次男が学校に行かなくなったらどうしよう。でも，お義母さんとお義兄さんがほとんど面倒を見てくれているので，自分はいらないとも思う。こんなこと，看護師さんに話してすみません。

専門看護師●大丈夫です。これからのことを考えましょう。

考えたこと

　　夫自身がKさんの現状を受け止められていないと思われるため，Kさんの側にいる時間をつくることが必要である。夫の真意を引き出すため，時間をかけて傾聴していく。ゆっくり話ができる環境をつくると，夫は思いを吐露し，感情を整理できる。また，家族の状況も収集できる。夫は，子どもたちは頼りにならないと思っているが，子どもたちにも現状を話すことは必要である。しかし，現段階では夫のストレスが増強するだけのように思える。家族全体に介入するのではなく，まずは焦らずに家族内の小さなシステム（夫婦間，Kさんと実兄，夫と実兄など）に介入する。

　　Kさん自身がγナイフ照射を選択したため，転院先から再入院をしたときが，退院に向けて仕切り直す機会となる。そのときには，長女の受験も済んでいるだろう。

　　子どもたちの学校や幼稚園との連携が必要である。夫に，子どもたちの担任の教員に現在の状況を説明し，子どもたちのサポートの依頼を促す。

　　病院の医療者が支援できることには限界があるため，地域の資源も活用していくことが必要である。

原則

- 家族は，さまざまな社会集団に存在しているため，活用できる資源を最大限利用していく。

在宅療養に向けて家族へアプローチ

状況　　年明け後，Kさんは2週間のみ治療のために転院し，再入院した。そこで，家族へのアプローチを意図的に開始した。

【Kさんと面接　2回目】
Kさん●「お姉ちゃん，希望していた学校に受かったの。よかった（涙ぐむ）。お姉ちゃんは受験生だから，ずっとイライラしていたと思うの。行きたい高校があるようだったけれど，私はどこでもいいから合格してくれればいいと思っていた。だって，私は入院をしていて子どもたちに強くは言えない。ここ1年くらい，まともに話をしていないから。
専門看護師●側にいる時間を大切にしましょう。
Kさん●これでも受験までは気を遣っていたの。おめでとうと言ってあげたいけれど，何もできなかったから。
専門看護師●どのような状況でもお母さんから言われると，うれしいと思います。おうちで話ができるといいですね。
Kさん●うん。でも，家には帰れないかな。
専門看護師●自宅に帰りたいですか？
Kさん●うん，帰りたい。でも，家族に迷惑をかけるから，ここにいたほうがいいかもしれない。
専門看護師●ご主人やお兄さんに話してみましょうか？

考えたこと　　Kさんは，長女との関係性について，気がかりが続いている。受験が終わり，長女にも余裕があると思われるので，Kさんと過ごす時間をつくる必要がある。Kさんは自分のことで精一杯と思っているが，家族に申し訳ないという負い目を感じているととらえられる。何もしなくても，時間をともに過ごすことが大切であることを説明する。今後，自宅療養ができるように準備をしていくことが，必要なケアとして挙げられる。

状況　【実兄と面接　2回目】
実兄●妹家族の山が1つ越えられました。きっと長女も本当のことを知りたがっていると思うんです。そろそろ本当のことを言ったほうがいいと思います。どうしましょうか。
専門看護師●妹さん家族のことを大切にされているのですね。妹さんの旦那さんとも話し合ってみましょうか？
実兄●ぜひ，そうしてください。お願いします。

考えたこと　　長女の受験が無事に終わった経験から，家族内の危機的状況を乗り越えられたことを家族の強みにできるように支援することを提案していく。実兄は，家族の現状を分析できているため，やはりこの実兄の力を借りて家族の調整を図っていくことがよいと考えた。

状況　【夫と面接　2回目】
専門看護師●お姉ちゃんの合格，よかったですね。
夫●長女の受験までは，とりあえず毎日が何事もなく過ぎればいいと思っていました。長

女は無事合格したしよかった。でも，次に，妻をどうにかしないと，という気持ちで，今度は逃げられなくなった。そろそろ子どもたちに本当のことを言わなければいけない。でも，妻が亡くなったら嫌でも現実を受け止めなくてはいけないので，それでもいいかと最近は思います。自分も耐えられないから。

考えたこと　夫は男性で，一家の大黒柱であるため，家族はもとより他人である医療者へ真意を吐露することができない状況が続いていたと思われる。そのため，夫自身の受容過程が進まず，今後の方向性が見えなかったと考えられる。夫が思いを表出するきっかけをつくることが必要である。そうすれば，家族全体の苦悩している状況に目を向けられるようになるのではないかと考えた。

状況　〈家族への宿題〉
　夫を中心として，実兄とともに家族内で以下のことを話し合うことを提案する。
①Ｋさんの現在の状況を子どもたちに話す。夫が説明に困ったときは，家族全員に，医師と看護師から説明をする。
②子どもたちの知りたいことを聞く。
③子どもたちと相談し，面会したい時期を検討する。
④自宅療養になるまでに，家族内の役割をいくつか決める。

考えたこと　この先，医療者が関わることができる時間は限られているため，今後，家族に危機的状況が起こったときに，家族だけで話し合えるようケアし，家族内のコミュニケーションを活性化させることが必要である。この家族は，実兄を含めて，セルフケア機能は高められると判断した。そこで，夫に家族と話し合ってもらうため，家族への宿題にして上記を提案した。

> **原則**
>
> **家族内のコミュニケーションを活性化させることが必要な理由**
> ・家族内で話し合うことで，家族同士の本音が理解できる。
> ・家族の機能がうまく働かない場合，第三者の存在を利用するが，第三者は継続的に関わることが難しい。そのため，家族内のコミュニケーションを活性化させることで，その後は家族だけで問題を解決できる能力を養っていけるように支援をする必要がある。

【その後の経過】
　夫は，実兄とともに子ども3人へＫさんの状態を話し，できる限り自宅で過ごせるようにしようと話し合うことができた。
　その後，退院準備をしている期間に，長女は1人で面会に訪れ，「なぜ，もっと早くに話してくれなかったのか」とＫさんに泣きついた。Ｋさんは「病気にならなくても，受験生を抱える親は子どもに心配をかけたくないものだ」と自分から話すことができた。
　夫は，Ｋさんの死をもって，子どもたちも自分も現実を受け入れることができるのではないかという思いがあったが，長女に「それは間違っている」と言われ，できる限り家族の時間をつくろうと話し合ったことを後日語った。
　Ｋさんの症状は進行が遅かったため，夫の介護休暇と子どもたちの春休みに合わせて退院し，家族で過ごすことができた。

極意と秘訣

　家族の支援は，問題が起こる前に予防的に介入することが必要である．しかし，入院時から気がかりな家族がいても，早期より家族全体へのケアに介入することは少ない．この患者のように子どもがいる家族の場合，焦点が子どもにいくために医療者の関心は高くなる．

　CASE11で説明したように，医療者の思いが先行することによって，ケアの方向性が家族のニーズと合わず，患者や配偶者に必然的に負担がかかることがある．受け止めができていない患者や配偶者が，家族全体のことを決定していくには時間が必要である．まずは，患者と配偶者の受け止めを理解し，家族全体での時間を共有できるように調整することが必要である．

　最近は，医療者が個々の家族との会話を躊躇することが多いと思われる．一方，家族のほうも，医療者に自分たち家族のことを相談し，調整することには消極的になることが多い．家族は影響し合っている集団であるため，患者だけではなく，家族全体を支援するケアを積極的に行なっていくことによって，方向性がより早く決定でき，患者にとってよい時間を過ごすことができると考えられる．

COMMENT

　CASE11の①では，専門看護師の主に医療者への働きかけを描写していた．そして②の本稿では，トリックスター(仲介者)の役割を，家族さらには拡大家族について行なっている様子をいきいきと伝えている．その場その場に応じ，文脈に即した，配慮ある距離のとり方にたいへん感銘を受けた．

　専門看護師は，患者の亡くなったあとの日々の状況も視野に入れ，長い間にわたって必要となるセルフケアの成長を促している．文中にもある，「家族の機能がうまく働かない場合，第三者の存在を利用するが，第三者は継続的に関わることが難しい．そのため，家族内のコミュニケーションを活性化させることで，その後は家族だけで問題を解決できる能力を養っていけるように支援をする必要がある」が介入のゴールなのだと思う．

　極意の部分にある，どう家族や状況の個別性を意識して介入に強弱をつけるか，これも成長していく専門看護師の課題なのだろう．このような働きをしていく専門看護師が増え，さらには周囲の医師を含む医療関係者にも教育的によい影響を与えていくことを強く望む．（大生）

IV 患者との治療的パートナーシップの形成

CASE 13

患者の「拒否」をほどいて治療に「つなぐ」

☑ 実践
☐ コンサルテーション
☑ コーディネーション
☑ 倫理調整
☐ 教育
☐ 研究

がん看護専門看護師
梅田　恵

　医師が難渋して，がん看護専門看護師に「整理して」と依頼してきた乳がん患者との40分間が語られる。

　専門看護師は，患者に関する基本情報をさっと把握し，患者と向き合う。乳房の異変に気づきながら，なぜ1年間も受診しなかったのだろうと考え，過去の研究結果を思い起こし，目の前にいる患者に語りかける。

　専門看護師の言葉がはね返される。いらだっている。服装もどこかちぐはぐ。専門看護師は，患者のコミュニケーションパターン，生活背景を考えて，患者をつなぎとめようとする。少しずつ語りはじめた患者の立場がわかったことを伝える。乳がん治療の選択肢や経済的な支援のための情報も提供する。

　専門看護師は「患者の受診拒否の可能性に起因した不利益の増大」を看護診断し，初回面接で「もう一度，家族を交えた治療の相談」をすることに成功した。患者は，精神科医への連携を受け入れなかった。精神面の深追いはがん看護専門看護師の無責任な掘り下げと戒めているが，次の作戦に向けて動き出している気配がある。（井部）

Lさん　47歳　女性　乳頭腺管がん

事前情報　Lさんは，47歳の女性である。1年前に右乳房のしこりに気づくが放置していた。半年前に近医を受診し，乳がんと診断されたがさらに放置した。2週間前から皮膚浸潤と痛みがあり，当院を受診した。エコーの結果，右乳腺に5 cmの腫瘍があり，右腋窩にも複数のリンパ節転移を疑わせる腫大が確認され，針生検を受ける。

　本日，その結果（乳頭腺管がん，硬がん4 cm，ER：80％，PgR：10％，HER2：3+）が説明されて，治療を計画中である。

生活背景　母（77歳），娘（14歳）と3人暮らしで，週3回パートタイムで販売員の仕事をしている。生計は，主に母親の年金に頼っている。

「拒否」の理由を探る

状況　医師は「(患者は)言いたいことばっかり言って，治療が始められそうにない。腫瘍も大きくリンパ節転移もあり，全身転移の可能性が高い。早くケモ(がん化学療法)を入れないとやばいよ。でも，ぼくとは相性がよくないのかも。整理してほしい」ということで，Lさんとの面接を専門看護師に依頼した。

考えたこと　Lさんは，乳房の異変に気づきながら，それを1年間も1人で抱え，つらかっただろう。受診が遅れたことを医師にとがめられ，つらい思いをしたという話は，何度か他の患者から聞いている。Lさんもそのような経験をしているかもしれない。

前医では，がんの診断を初めて伝えられ大きな衝撃があり，その後の説明などが聞けなかったのかもしれない。バッドニュースを伝えるときの医療者の態度をよくないと感じ，不安を募らせる患者は少なくない[1]。

しかし，この医師は評判もよく説明も上手である。この医師への攻撃的な言動には，知りたくない事実を知っている特定の存在とのコミュニケーション上の緊張や，受けた衝撃の大きさのため防衛機制(註)が現実認知を阻害しているのかもしれない。

状況　**専門看護師**●Lさんのお手伝いをする看護師です。がん患者さんのケアを専門に何年もやってきています。治療の話は難しくて，混乱される方が多いので，私のような看護師がいます。今，お考えになっていることを聞かせてください。工夫できることを一緒に考えていきます。がんと診断されるとは思わなかったですよね。今までたいへんだったのではないですか。1人でがんばられましたね。

考えたこと　今後，ストレスのかかる抗がん剤治療を完遂するためには，誤解による不利益を回避することが重要である。Lさんの心の動きに注意し，Lさんにとって有益となる選択をするために医療者が協力できることを理解してもらうことが重要である。ここでつながりを感じてもらわないと，また別の病院へ移り，同じことを繰り返し，治療開始が先送りになって，医療者への不信感がさらに高まり，生存期間に影響するなど，不利益が大きくなってしまう。

また，治療の説明には難しい専門用語も含まれるため，理解できなかったことに自尊心を傷つけられたと感じている場合には，医師の説明が受け止められないことがある。

状況　**Lさん**●前の会社を辞めて，やっと見つけた仕事なのに，職場に病気のことがばれて辞めさせられたらどうしてくれるんですか。治療費も払えないし，手術をすれば保険からお金が出るので，手術をして早く治してほしい。

Lさんは興奮していて，目を合わさず，口調も投げやりで，表情も硬い。80年代のブラウスとスカーフを身に着けている。テーブルに対して横向きに座り，顔をそむけたまま，「抗がん剤を先にやるんでしょ」「患者の希望を聞かないんでしょ」「そんなことで治せるんですか」と矢継ぎ早に話してくる。

註　防衛機制……脅かされる体験をしたとき，不安や抑うつなどの不快な感情が起こるが，無意識のうちに心のバランスを保とうとする心の動きである。

考えたこと　共感的に声をかけることで，つらい思いを振り返り，涙ぐんだり言葉を詰まらせたりする人は多いが，Lさんは専門看護師の言葉を受け止める間もなく言葉を返してくるなど，話の聞き方や言葉の受け止め方が普通ではない。

また，服装のデザインが古く，近頃はあまり見かけないものだ。経済的な問題のため，新しい洋服が購入できないのかもしれない。

会話の進み方や服装の様子から，治療についての不理解は，精神的な問題が起因しているのではないだろうか。希望を否定はしていないが，自身のなかで否定された思いを募らせている。医師からの説明も一部のみを曲解し，いらだっているのではないか。しかし，会話は続いており，つながりを感じてもらえれば，治療の導入ができるのではないか。

状況　**専門看護師**●私たちは，Lさんの希望に沿って最もいい治療が選べるように情報を伝えるのが役割で，治療を選ぶのはLさんです。医師の説明は難しいですよね。病院でしか使わない言葉がいっぱいです。手術をして早く体からがんを追い出したいですよね。がんには検査でも見つからない細かな転移が全身に起こっていて，まず，それからやっつけるほうがいい方もおられます。

Lさん●貯金もなくて，母親の年金で生活している。家賃の安い家に引っ越したばかり。このときもたいへんだった。娘は最近話をしない。私がいやなのかもしれない。高校受験も決める時期なのだけど……。（Lさんは，家庭の状況を寂しそうに話し続ける）

抗がん剤治療はほんとうに効くんですか。つらい目に遭うだけじゃないですか。

考えたこと　これまでの医療との関わりや，Lさんの性格からも互いに誤解や不理解が生じやすく，そのため，コミュニケーションにおける不利益を多く被ってきたのではないだろうか。何とか力になりたい。

生活背景としても，母子家庭であり，経済的にも厳しいのではないだろうか。進行期であり，急な変化に備え，家族を巻き込み，治療や療養計画が必要である。

医師とのコミュニケーションは，看護師が仲介し，Lさんの思いを受け止めつないでいくことができるのではないか。

実際，少しつながりができてきている。Lさんが考えてきたことよりも，進歩した治療内容が提示されていることを感じはじめている。

理解したことを本人に伝え，意思決定支援を行なう

状況　専門看護師は経済的支援について情報を提供する。家族を守る立場にいることを理解したこと，引き続きLさんを尊重し支えていきたいことを伝える。乳がんの治療法の選択について，再度説明を加える。

Lさん●20代の頃，いろいろあって，うつ病と言われ，近くの病院で薬をもらっていて……。これまでほんとうにたいへんだったんです。治療費は払えないし，仕事も辞められないし……。（ときどき口調が粗くなり，攻撃的となるが，重い口調ながら，自身の事情を語りはじめる）

考えたこと　Lさんは，精神科のフォローを受けていることを話したくなかったようだ。対人関係でも苦労があったのだろう。精神面の話を深めすぎると，がん看護専門看護師の能力の限界を超え，無責任な掘り下げになってしまうかもしれないので，深追いしないよう注意しなければならない。面接時間も30分を超えており，ぼちぼち切り上げないといけない。

状況　　　面接時間が40分を超えた。

専門看護師●話したくないことを話してくださって，ありがとうございます。しんどいことをさせてしまいました。つらいなか，がんばってこられたんですね。お話しいただいたことは，医師に話してもいいですか。治療をしていくときに気持ちにも負担になることがあるので，できるだけストレスの少ない方法を考えてもらえると思います。もう一度，ご家族を交えて治療の相談を早々にしませんか。娘さんへの説明も，お手伝いできると思います。

　また，精神科の医師とも連携をとることを提案したが，それについては受け入れられなかった。

考えたこと　　　婚姻関係や社会保障の利用についても確認をしたかったが，精神科での治療歴を語るときの気まずそうな様子から，これ以上ストレスのかかる話を進めることで，できかけたつながりを崩すことが懸念され，今回のゴールを，次回に家族とともに受診することとし，それ以上は控えた。

　娘への説明はとても重要であるが，Lさん自身が納得できていないこともあり，まだ説明できていないようだ。娘との関係性が，大きな気がかりとなっている様子でもある。本人も精神科の受診歴があり，母親や娘の精神状態についても確認したいところではあるが，無理をしない。

状況　【その後の経過】
　このあと，痛みがあったため，痛みへの対策を簡単に話し合った。1週間後，母親と娘とともに来院し，抗がん剤治療を始めることを選択した。専門看護師は，娘と母親にがんの成因について説明を行ない，どのような支援が重要かについて話し合った。娘のLさんに対する態度は一転し，協力的となり，吐き気の強いときは治療に付き添ってくることもあった。Lさんは，パートタイムの仕事を続けながら，6か月間の治療を完遂した。

【引用・参考文献】
1）Takayama T, Yamazaki Y, Katsumata N: Relationship between outpatients' perceptions of physicians' communication styles and patients' anxiety levels in a Japanese oncology setting. Social Science & Medicine, 53, 1335-1350, 2001.

極意と秘訣

　乳がんの罹患率は50歳前後で最大となり，これからも患者数の増加が予測されている。しかし，乳がんは5年生存率が80%(国立がん研究センターがん対策情報センター，2006)を超え，がん検診や標準治療による恩恵が期待できるがん種である。その一方で，乳がん検診への抵抗感や乳房の病変を他者に知られることへの不安などのために，遠隔転移やリンパ節転移とともに進行期乳がんとして発見されるケースも少なくない。

　受診時の抵抗感を和らげ，誤解や精神的な反応による不利益を回避できるように，ただ情報を提供するのではなく，患者の状況を常に確認し，患者に合わせた情報提供や意思決定支援ができるよう，つなぎ手としての役割は重要である。

　専門性をもったつなぎ手として役割を果たすためには，がん医療の知識や経験を重ねるとともに，がんと向き合う患者の反応や特性について，研究的視点をもち，理論に基づいて分析し蓄積していくことが重要である。

COMMENT

　根拠(エビデンス)に基づく医療(EBM)の実践については，多くの誤解があるようだ。根拠や専門的な学識など，いわば医療者側の要素だけが重要なのではない。患者の周囲の状況，社会状況や患者の選好の要素もまた必須なのである。

　本事例の描写は，患者の状況を適切に評価し，精神的・身体的に流動的な経過のなか，その時点で患者に対し最も適切な関わりをダイナミックに選択していく様子を巧みに文章化している。服装の趣味，話し方の色彩や重さ，姿勢や表情などの非言語的なメッセージを鋭敏に感じながらも(専門看護師の脳への入力は最大限)，患者の状況に合わせて，その反応は絞られている(しかし出力は適正化)。

　全人的な医療をめざしてはいるが，医師はどうしても疾患の病期や生物学的な性質など，医学的な面に思いを致しがちである。医学的知識の十分な理解をもちながらも，患者の精神面について，科学的な背景をもった，人間的な配慮のできる専門看護師はたいへん強力な医療チームメンバーである。(大生)

Ⅳ 患者との治療的パートナーシップの形成　CASE 14

掘り下げて聴くことで見えてくる女性のニーズと看護

☑ 実践
☑ コンサルテーション
☑ コーディネーション
☐ 倫理調整
☐ 教育
☐ 研究

母性看護専門看護師
瀧　真弓

　ドメスティック・バイオレンス(以下，DV)は，女性と子どもの健康に深刻な影響を及ぼす人権問題であり，『永遠の仔』(天童荒太著，幻冬舎，1999)のテーマであった。この小説のラストはこのように書かれる。「おれたちは，たったこれだけのことを，ただひとつのことだけを，言いつづけてきた。"生きていても，いいんだよ。おまえは……生きていても，いいんだ。本当に，生きていても，いいんだよ"」。
　本稿では，「自分のことを話してくれない」妊婦に，相手を脅かさないで近づく専門看護師のアプローチを紹介している。専門看護師はまず伝えることから始める。あなたが安心して入院生活を送れるように看護することを。そのために彼女からのナースコールを受けるときを，近づくチャンスと決めた。専門看護師が車いすを押しているとき，「みんなに産むことを反対されてつらかった」と彼女は口を開いた。車いすで部屋に戻るときにも，「彼に上から押さえつける言い方で怒鳴られる」ことを語った。そして，彼女はナースコールで専門看護師を呼び，「話を聴いてくれますか」と言った。
　専門看護師は彼女の体調を考えて，個室を確保し面談を行なった。カルテ開示は本人のみとし，彼女の了承を得て，語る内容を記録し法的な手段をとるときに記録が役立つのだと説明した。専門看護師の一貫した関わり(いつものナースがきてくれるという確信と信頼)と焦点化した質問の仕方が，彼女の重い心の扉を開けさせた。ガイドラインは，「人」によって機能する。(井部)

Мさん　20代前半，未婚，初産婦
パートナーとは，子どもの認知，入籍予定はない

目的　周産期のDV被害者支援

母子の安全（妊娠継続と出産），産後のサポート体制を整える。

母親が子どもにとって，DVが養育環境に影響することを理解し，社会資源を知っておくこと，セーフティプラン（①身の危険を感じたときに逃げるルートと逃げる場所を考えておく，②逃げるときに持っていく大事なもの（お金，通帳，保険証，印鑑，母子手帳，着替えなど）をひとまとめにしておく，③家の中にある凶器になるものを隠しておく）を立てること。

概要

Mさんはパートナーと一緒に子どもを育てていくことを望んでいるが，パートナーは産まれてくる子どもの認知や一緒に養育する意思がはっきりしておらず，入籍の予定もない。そのようなパートナーの態度から，実母や仲良しの友人は，Mさんが妊娠を継続することに反対したため疎遠となった。そのため，Mさんは友人や家族から孤立した状態で妊娠継続を決意し，パートナーのもとで生活していた。

29週の切迫早産で緊急入院するまで妊娠経過は異常なく，妊婦健診も定期的に受診できている。

専門看護師は産婦人科病棟の主任であり，Mさんを受け持ったスタッフより相談を受け，この日，担当することになった。

話しても大丈夫という安心ときっかけをつくる

状況　Mさんは妊娠29週に，「おなかの張りが強くなった」ため，1人で救急外来を受診して，切迫早産で緊急入院する。

腹部緊張増強のため，子宮収縮抑制剤の点滴投与を開始し，安静（トイレ，洗面の歩行のみ）となる。Mさんは入院直後から，「家に帰りたい」と泣いていた。

【入院1日目】

本人の実母の面会時，「子どもは大切」「医療者が入院の必要性を話す気持ちもよくわかるし，安静が必要なのもわかる。けれど，点滴を抜いて帰りたい」「私ががんばっても，彼は変わってくれない」と泣き，実母が面会時に本人を何時間も説得してなだめていた。

〈スタッフからの相談〉

スタッフ1●「帰りたい」と泣いている理由がはっきりしないし，「点滴を抜いて帰りたい」と言われたので，医師から家族と本人へ病状説明をしてもらい，カウンセリングを受けることを提案してもらったのですが，受け入れてもらえなくて。病院を離院されるのも困るし，どうしたらいいか難しい。

スタッフ2●パートナーは一度も面会がなく，入籍予定もないし，うまくいっていないみたい。実母が帰宅すると，本人はすぐ泣き止み，ケロっとしていて，自分のことをあまり話してくれないし，なんとなく関わりづらい。

考えたこと

> プラン①
>
> **M さんから話を聴く**
>
> スタッフが「自分のことを話してくれない。なんとなく関わりづらい」と感じてしまう状況にいる M さんは、"自分のことを話すと不利益があるのではないか""話しても何も変わらない"と思っているからかもしれない。自分のことを話してもいいと思える安心や安全を感じられるよう Women-Centered Care(相手を脅かさないケアを行なう)を守ろう。
>
> しかし、M さんの Life world(生活世界)があまり見えてこない。M さんと 2 人きりになれる"チャンス"(診察や電話のため車いすで部屋を移動したとき)を逃さないで、普段の生活(パートナーとの生活や関係性のこと)をあえて掘り下げて聴いてみよう。
>
> 話を聴くことができるようにするために、M さんのナースコールは自分が受けることをスタッフへ伝えた。それ以外は大部屋なので、家族やプライベートな質問はしないようにしよう。

> 原則
>
> **医療者がとるべき Women-Centered Care の基本姿勢**[1]
> - 相手を脅かさないケアを行なうこと
> - 個人としての対象者の尊重
> - 対等の位置に立つこと
> - 女性とともに協働の立場にあること
>
> (周産期ドメスティック・バイオレンスの支援ガイドライン、2004)

DV を認識し安全に出産するための支援

状況 【電話をするため、車いすで部屋の外に移動中】

M さん● 彼を見て、みんなから産むことに反対されてつらかった。(M さんは一瞬顔を上げて目が合うが、黙ってうなずき、そのままうつむいて、無言になる)

〈女性の自己決定を支える〉

専門看護師● M さんはたくさん悩んで、でも赤ちゃんを産んで育てようと決めて、ここまで 1 人でがんばってこられたんですね。M さんが元気な赤ちゃんを産んで育てるために私たちのできるお手伝いをしたいと思っています。

【車いすで部屋に戻る移動中】

M さん● 彼は、家でも上から押さえつける言い方で怒鳴る。私が家にいないと他の人(女性)を家に連れてくるから不安でたまらない。でも、彼はこの子の父親だから。子どもに、自分みたいに父親がいないというさみしい思いはしてほしくない。

〈精神的な暴力とアセスメントした視点〉

- 今回の妊娠は M さんが希望した妊娠ではなく、パートナーが避妊をしてくれずに妊娠している。
- パートナーは日常、大声で怒鳴ったり、恐怖を感じるような言葉で罵ったりする(支配服従関係があると M さんが感じている)。
- 妊娠中、ずっと不安、不眠が続いている。

14 掘り下げて聴くことで見えてくる女性のニーズと看護

考えたこと

> **プラン②**
> **私からも伝えよう**
> 　私たちは，身体的なケアだけに注目して観察しているのではなく，MさんとおなかのM赤ちゃんが，安心して入院生活を送れるように看護したいこと（Women-Centered Careの女性とともに協働の立場にあること）を伝えよう。
>
> **原則**
> **Women-Centered Careの理念**[1]
> 　女性が自ら定義する健康を志向する権利の保障のもと，女性がもつ力を十分に発揮できるよう支援すること。
>
> **原則**
> 　予定外の妊娠であった女性は，計画的な妊娠であった女性よりも，DV被害を受ける割合が2.5倍であった[2]。
>
> **原則**
> **DVが妊娠・出産に及ぼす影響**
> ・直接的影響：流産，早産，胎児死亡
> ・間接的影響（心理的なストレス）：睡眠障害，不安，自尊心の低下，など

Women-Centered Careの概念

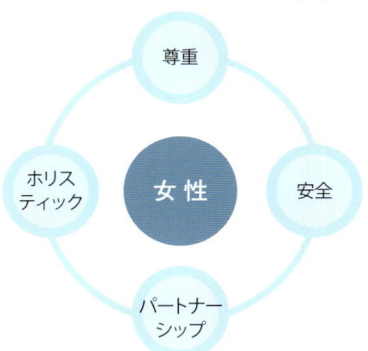

尊重／ホリスティック／安全／パートナーシップ／女性

状況

〈Mさんからのナースコール〉

Mさん●入院して，周りの幸せそうな家族を見るのがつらい。（中略）子どもの声がうるさく感じ，怒鳴ってしまいそうになりました。こんなんじゃだめだと思うとつらくて……。話を聴いてくれますか。

〈医師とともに面談し記録を残す〉

　専門看護師は，言葉の暴力もDVであり，Mさんは悪くないこと，話を聴くことができることを伝えた。そして，安静度に合わせて，横になれるよう，ベッドのある個室を確保し，面談を実施した。Mさんの許可を得て，担当医師も面談に立ち会った。カルテ開示は本人のみとし，Mさんの了承を得て内容を記録した。

> **原則**
> 　女性のDVに関する情報を看護記録・カルテに記載しておくことは，これから先，法的な手段をとるときに役立つ。このことを女性に伝えておく。

【その後の経過】

　専門看護師は，担当医師，ソーシャルワーカー，周産期退院支援コーディネーターの同席するカンファレンスで，Mさんの情報を伝え，産科外来へ連携した。Mさんはその後，一緒にセーフティプランを立て，1週間以内に退院し，Mさんの希望で，不安・不眠に対して神経科のフォローを受けながら，順調な妊娠経過を送り，正期産で元気な児を出産した。Mさんは，恐怖を感じるほど罵られ，精神的に追い詰められることがDVであると認識することができた。

　出産後，母親として「子どもをも守りたい」という気持ちの変化があり，安全で安心な育児環境として実家に帰ること，実母のサポートを受けることを自分で決定した。パート

99

ナーとの今後については，家族と一緒に考えて決めていくという結論に至った。

産後のフォローアップ計画（母乳育児相談外来，助産師の電話訪問，地域保健師との連携：早期に母子の家庭訪問，神経科でのカウンセリングの継続，産後の1か月検診）によって，実家でMさんは実母の支援を受けながら，母子ともに元気に過ごしていることを1か月検診で確認できた。

原則

周産期のDV被害者を支援するためのフローチャートを参考にする。

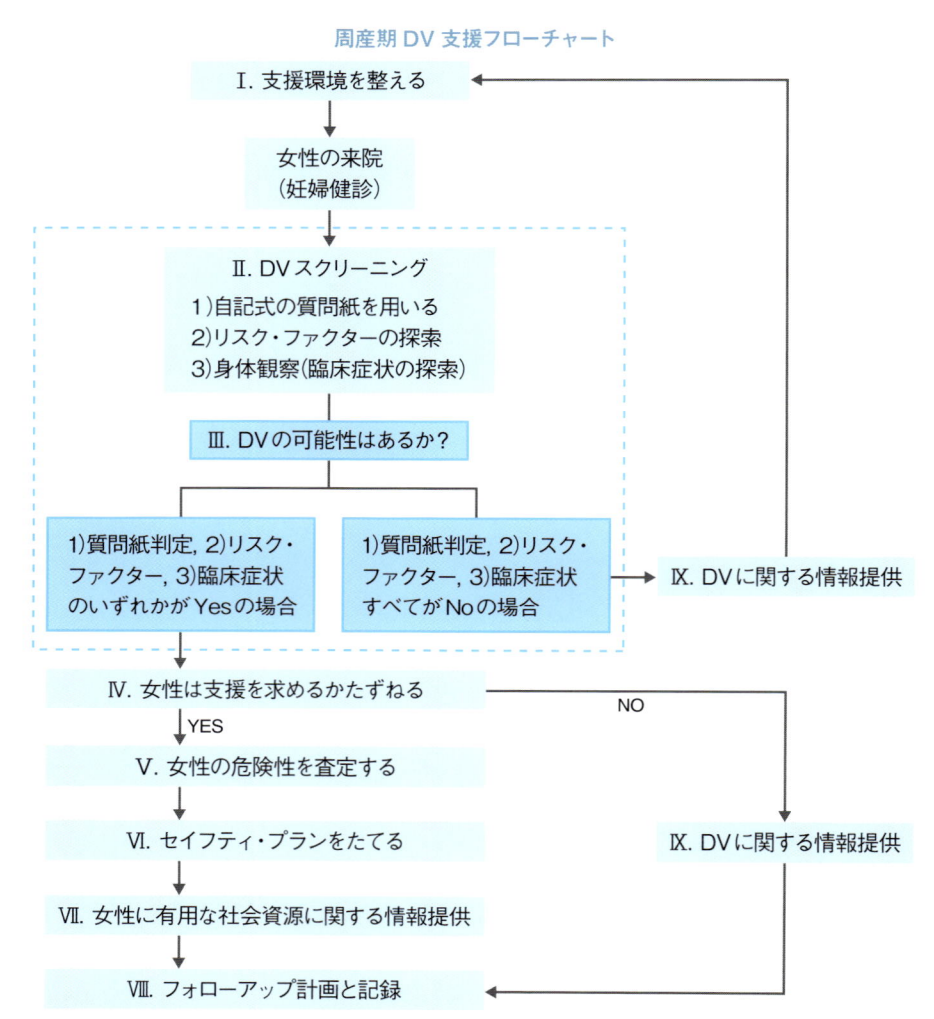

周産期DV支援フローチャート

I. 支援環境を整える
↓
女性の来院（妊婦健診）
↓
II. DVスクリーニング
1）自記式の質問紙を用いる
2）リスク・ファクターの探索
3）身体観察（臨床症状の探索）
↓
III. DVの可能性はあるか？
- 1）質問紙判定，2）リスク・ファクター，3）臨床症状のいずれかがYesの場合
- 1）質問紙判定，2）リスク・ファクター，3）臨床症状すべてがNoの場合 → IX. DVに関する情報提供

IV. 女性は支援を求めるかたずねる
↓YES（NOの場合 → IX. DVに関する情報提供）
V. 女性の危険性を査定する
↓
VI. セイフティ・プランをたてる
↓
VII. 女性に有用な社会資源に関する情報提供
↓
VIII. フォローアップ計画と記録

聖路加看護大学女性を中心にしたケア研究班編：EBMの手法による周産期ドメスティック・バイオレンスの支援ガイドライン2004年版．金原出版，31，2004．より

【引用・参考文献】
1）聖路加看護大学女性を中心にしたケア研究班編：EBMの手法による周産期ドメスティック・バイオレンス支援ガイドライン．金原出版，2004．
2）Goodwin M, Gazmarian J, Johnson C, Gilbert B, Saltzman L: Pregnancy intendedness and physical abuse around the time of pregnancy: findings from the pregnancy risk assessment monitoring system, 1996-1997. Prams Working Group. Pregnancy Risk Assessment Monitoring System, Maternal and Child Health Jounal, 4(2), 85-92, 2000.
3）片岡弥恵子，長坂桂子，井上梢，堀井泉，瀧真弓：医療施設におけるDV防止に向けての取り組み．助産雑誌，62(3)，236-242，2008．
4）宮地尚子：医療従事者のためのDV被害者への対応講座（第1回）初級編(1)．性差と医療，3(1)，91-96，2006．

周産期 DV の現状

ドメスティック・バイオレンス(以下,DV)は,女性と子どもの健康に深刻な影響を及ぼす人権侵害である社会問題として認識されるようになった。日本では,女性の4人に1人が配偶者から被害を受け,そのうち10人に1人は何度も受けたことがあり,20人に1人は「命の危険」を感じる暴力を受けたことがあると報告されている[5]。

周産期の DV は,妊婦の約5%にみられ,低出生体重児や胎児機能不全[註]など胎児の健康へも影響するリスクや,子どもの虐待との関係も指摘されている。妊娠が DV のきっかけとなったり,妊娠してから暴力の程度が悪化することも危惧されている。妊娠中,および子どもを抱えている産後・育児という周産期にある女性は,特に支援の必要性が高い。妊娠中は定期的に医療機関を受診するため,医療者をはじめ,支援者と接する機会が増え,潜在化している被害者の発見と支援の提供の好機になる[1]。

しかし,医療者はその問題とケアについて情報や知識をもたないと,DV 被害者である女性に対して,医療者からのこころない言葉や態度で,さらに DV 被害者へ二次被害をもたらすケースもある。そのため,医療の現場で看護師に求められる DV の知識と DV 被害者支援の実際を学ぶ必要がある。

註「胎児機能不全」の定義……胎児機能不全とは,妊娠中あるいは分娩中に胎児の状態を評価する臨床検査において,「正常ではない所見」が存在し,胎児の健康に問題がある,あるいは将来問題が生じるかもしれないと判断された場合をいう(日本産科婦人科学会,2006年)。Non-reassuring fetal status(NRFS)の概念にほぼ一致する用語。

DV の定義・形態・医療者の義務

以下に,医療者が知っておくべき DV の定義,形態,医療者の義務について概略を述べる。

1. DV(Domestic Violence)の定義

配偶者からの暴力の防止及び被害者の保護に関する法律では,「配偶者からの暴力」とは,配偶者からの身体に対する暴力(身体に対する不法な攻撃であって生命又は身体に危害を及ぼすもの),又はこれに準ずる心身に有害な影響を及ぼす言動(以下,身体に対する暴力等)をいい,配偶者からの身体に対する暴力等を受けた後に,その者が離婚をし,又はその婚姻が取り消された場合にあっては,当該配偶者であった者から引き続き受ける身体に対する暴力等を含むものとする。

「被害者」とは,配偶者からの暴力を受けた者,「配偶者」には,婚姻の届出をしていないが事実上婚姻関係と同様の事情にある者を含み,「離婚」には,婚姻の届出をしていないが事実上婚姻関係と同様の事情にあった者が,事実上離婚したと同様の事情に入ることを含む(平成十三年法律第三十一号,最終改正:平成十九年七月十一日法律第百十三号)。
(配偶者からの暴力の防止及び被害者の保護に関する法律より)

周産期における DV は,夫や恋人,元夫,元恋人といった密接な関係にある(もしくはあった)者から女性への暴力であり,暴力は女性の人権を脅かす全世界的問題である。児童虐待防止法(2004年改正)は,子どもが同居する家庭における DV は,児童虐待にあたると勧告している。

2. DV の形態

・身体的暴力

外傷など女性に危害を及ぼすかもしれない身体的な力を故意的に使うこと(刑法第204条,208条)。傷害,暴行に該当する違法行為であり,たとえそれが配偶者間で行なわれたとしても処罰の対象となる。

・精神的暴力

女性に対し精神的な危害,または苦痛となる行為,あるいはそうなる恐れのある行為であり,さらに,そのような行為の威嚇・脅しを含む。行動監視,外出制限など社会から孤立させていく「社会的暴力」や生活費を出さない,借金を重ねる,仕事を辞めさせるといった行為「経済的暴力」などがある。PTSD(外傷後ストレス障害)に至るなど,刑法上の傷害とみなされるほどの精神障害に至れば刑法上の傷害罪とみなされる。

・性的暴力

女性の意思に反して,性的な行為を強要すること。嫌がっているのに,性行為を強要したり,避妊に協力しないなど。

3. 被害者への保護に関する医療関係者の法的義務

医師その他の医療関係者は,その業務を行なうに当たり,配偶者からの暴力によって負傷し,または疾病にかかったと認められる者を発見したときは,その旨を配偶者暴力相談支援センターまたは警察官に通報することができる。この場合において,その者の意思を尊重するよう努めるものとする。また,配偶者暴力相談支援センター等の利用について,その有する情報を提供するよう努めなければならない(配偶者暴力相談支援センターによる保護についての説明等)。
注)刑法(明治四十年法律第四十五号)の秘密漏示罪の規定その他の守秘義務に関する法律の規定は,前二項の規定により通報することを妨げるものと解釈してはならない。
(配偶者からの暴力の防止及び被害者の保護に関する法律より)

---

5)内閣府男女共同参画局:男女間における暴力に関する調査.平成24年. http://www.gender.go.jp/e-vaw/chousa/h24_boryoMu_cyousa.html (accessed 2015.3.9)

極意と秘訣

　身体的な暴力だけがDVとして認識されがちであるが，精神的暴力が日々繰り返されることによっても，女性は，安全，安心な生活が保証されず，母子の健康に大きな影響を及ぼす。そのような女性は「自己決定」していく力が失われてしまったり，孤立してしまっている。

　この事例でも，Mさんの心を閉ざしてしまったような言動や態度で，スタッフは「なんとなく関わりづらい人」と感じていた。しかし，私たちが「あなたと赤ちゃんの健康と健やかな生活が大切」という思いを伝えていくことで，医療者に支援を求めてもいいという女性の信頼が得られたと感じることがある。

　この事例では，関わった医療者みんなが「私と赤ちゃんのことを大切に考えてくれて，私もがんばろうと思った」とMさんが産後の退院時に話してくれた。

　医療者がDV被害者支援の知識をもつこと，社会資源の情報提供やその架け橋となることで，健やかな生活や命が救われる母子がいるということである。

　また，女性が語ったDV被害の内容の記録が，女性が法的な手段をとるときに役立つこともある。筆者は，産後のDVの面談の数年後に夫のDVが悪化し，子どもの安全までもが脅かされ離婚を決意した女性が，DVの証拠としてカルテ開示を求めたケースを経験したことがある。

　医療施設で働く私たちにできるケアには限界があるが，その限界を見極めて，施設の医療チームでフォローアップ計画を立てることが重要である。

COMMENT

　医療人も含めて，多くの人々にとってDVはまだ，他人事であったり，あるいは身近に感じられないことではないのだろうか。

　不覚にも，私にはコラムにある「日本では，女性の4人に1人が配偶者から被害を受けたことがあり，そのうち10人に1人は何度も受けており，20人に1人は『命の危険』を感じる暴力を受けたことがあると報告」というまでの認識はなかった。周産期に5％もあるというのであるから，母性看護の専門看護師はたいへん頻度の高い「合併症」と認識しているのであろう。

　臨床倫理の基本的な考え方を提供しているものに，「ユネスコ生命倫理と人権に関する世界宣言」[註]がある。その第8条には人間の脆弱性および個人のインテグリティの尊重も謳われている。DVの被害者はたいへん脆弱性の高い人たちである。この人たちを守るのは，私たち専門職の倫理的な責任である。本人からの要請がなくとも意識をしたり，適切な行動を起こすことが責務である。

　「極意と秘訣」で筆者が触れているように，出会いの時期には解決にならなくても，専門職として記録を残しておくことが，将来，状況が変わった際には，被害者の大きな助けになることもある。DVについてのスクリーニングをきちんと行ない，個人的に話し合える機会を巧みに獲得して被害者の心に近づいていく専門看護師の働きは，被害者だけでなく，周囲の医療職にも強いインパクトを与えていくであろう。（大生）

註　ユネスコ生命倫理と人権に関する世界宣言
http://www.mext.go.jp/unesco/009/005/005.pdf

| IV 患者との治療的パートナーシップの形成 | CASE 15 |

パニック状態に伴う不安のアセスメントと対応

- ☑ 実践
- ☑ コンサルテーション
- ☐ コーディネーション
- ☐ 倫理調整
- ☐ 教育
- ☐ 研究

精神看護専門看護師
白井教子

　この事例の看護診断は,「突然の咳嗽,呼吸苦によるパニック状態に伴う退院への不安」となろう。看護診断は,「問題」と「問題に関する要因」から構成される。つまり,「問題」は,「問題に関連する要因」に対処することによって解決(もしくは軽減)される。

　「退院への不安」を解決するには,「突然の咳嗽,呼吸苦によるパニック状態」に対処する必要がある。専門看護師は,「突然の咳嗽・呼吸苦によるパニック状態」は,精神疾患に関連していないこと,抗がん剤治療の効果が十分でないことが根底にあると仮説を立てたうえで,「突然の咳嗽・呼吸苦によるパニック状態」に焦点化して患者の認知を確認している。

　患者は,「トイレの途中で咳が止まらなくなって,息ができなくなってしまった」こと,「水の中で息ができないような感じ」になってパニックとなったこと,さらに,看護師に「声をかけてもらってだんだんと落ち着いた」と語る。さらに抗がん剤の治療効果がなくなって,死に至る状況を連想したという。

　専門看護師は,問題に直接的に対処する方法があることを説明し,パニック状態からの回復プロセスを患者とともに評価した。そして専門看護師は,退院後の不安の発生に対処する方策を提案した。こうして患者の「退院への不安」は軽減し,退院を決断することができた。

　入院中の看護師による見守りという庇護から独り立ちしていくことが病の克服であるとすると,患者にとって「退院への不安」は普遍的な不安となる。(井部)

Nさん　40代男性　肺がん

目的　「不安」への介入を行なうにあたり，精神状態のアセスメントとその場で必要な介入方法を考え実施し，それを繰り返しながら行なった面接プロセスと思考過程を記述する。

事前情報　Nさんは3年前に肺がんの切除手術を受け，抗がん剤治療を行なったが，2か月前に，再発と骨転移が認められ，再び抗がん剤治療を開始した。しかし，2クール目の効果があまり認められずにいた。再発後は，咳嗽と歩行など身体的負荷がかかったときの呼吸苦の症状があり，2クール目の治療終了後より倦怠感が強くなってきていた。

今回，3クール目の抗がん剤治療目的で入院したが，抗がん剤治療が終了し，退院の予定であった矢先，突然の咳嗽と呼吸苦にパニック状態となった。パニックを起こしてから，退院することが怖くなり，少し落ち着くまで退院が延期となった。こうした患者のパニック状態に伴う不安に対して，精神看護専門看護師に対して病棟看護師から相談依頼があった。

不安と恐怖体験のアセスメントと介入

状況　〈病棟看護師より面接の依頼〉

　Nさんは退院直前に呼吸苦からパニックとなり，退院への不安が出てきた。家に帰って，同じように呼吸の苦しさが出てきたとき，医療者がいないことへの不安が強く，退院を延期して様子をみることになった。ただ，ずっと入院しているわけにもいかず，Nさんも悩んでいたので，専門看護師がいることを紹介したところ，相談してみたいと言われたので面接をお願いしたいとのことだった。

考えたこと
　Nさんはカルテなどによると，精神疾患の既往はなく，再発と，抗がん剤治療の効果が乏しいことへの不安の訴えは聞かれていたが，精神科受診には至ってはいなかった。
　まずは，パニックになったときの出来事を本人がどのようにとらえ，不安の程度はどのくらいかなど，本人との面接からアセスメントして，介入プランを考えよう。

keyword　精神症状のアセスメントと支持的精神療法[註1]

状況　【面談室にて面接】

　病室より病棟看護師が付き添い，Nさんはゆっくり歩いて面談室へ来られた。

Nさん●　トイレの途中で咳が止まらなくなって，息ができなくなってしまった。水の中で息ができないような感じで，パニックになった。看護師さんが来て，声をかけてもらったら，だんだん落ち着いてきた。

註1　支持的精神療法
　患者の現在の生き方，気持ちや考え方などを変えることをめざすのではなく，傾聴，受容，共感やそのうえでの説明，保証，助言，環境調整などを用いて，患者を心理的に支持しながら，患者との信頼関係に基づき，患者の自我機能を強化し，現実への再適応を促す治療。

パニックになったときは，このまま死ぬのではないかとすごく怖かった。一瞬で，いろいろなことが頭を駆け巡った。2クール目までの抗がん剤治療では効果がなく，今回もなかったら，どういうふうに死んでいくんだろうと思い，不安というより恐怖だった。抗がん剤が効かなかったら，もっと呼吸が苦しくなるんですよね？ そのときは，苦しさを取り除く方法は何かあるのですか？
専門看護師●呼吸苦や痛みを和らげる方法は，いろいろあります。今，使っている痛み止めの薬を増やしたり，点滴のお薬など他の方法もいくつかあります。

考えたこと
突然の呼吸困難からパニックを起こしているが，ベースに再発，治療効果が明らかでないことへの不安をもっている。
事前の看護師からの情報によると，抗がん剤の効果が乏しいため，今後，症状の進行に伴い不安は強くなってくるであろう。しかし，今は話を掘り下げたり広げたりせずに，まず今回の退院への不安，今の不安・恐怖に焦点をあてて，介入したほうがよいだろう。終末期の対応に関する患者の質問には，対処方法があることをきちんと伝えるにとどめよう。

[原則] 精神症状のアセスメントとともに，支持的精神療法による介入
[keyword] がん患者の不安の要因
[原則] 具体的な不安要因，苦痛緩和に対する治療法の提示

状況
Nさん●そうなんですね。今回の治療は少し効いたのかな。早く検査して，効果があったかどうか知りたいけど，4クールやってからって，先生に言われたので，やってみないとわからないですよね。
手術をしたあとは，今より元気で，旅行に出かけることもできました。抗がん剤治療を始めてから，だるさと息切れで出かけることができなくなった。最近では不用意に歩きすぎたり，顔を洗うときに息をこらえたりすると，呼吸が苦しくなるので，気をつけてはいたんですが。

考えたこと
Nさんは不安のなかにも，少しずつ工夫をすることができている。理解力もあり，理論的に考えられる人でもある。パニックのあとはどう過ごしていたのだろう？ 不安で行動できない様子ではなさそう。

状況
専門看護師●呼吸苦になったあと，どう過ごしていますか。
Nさん●パニックになってからは，怖くてトイレは座ってやっていた。今朝は，大丈夫かなと試しに立ってやってみたら平気でした。家に帰って苦しくなったら，病院にいるときのように看護師さんもお医者さんもいないので，どうしたらいいのかと思うと怖くて。でも，家に帰りたい気持ちもある。家族がいるし，家でご飯も食べたい。病院の食事はどうも合わなくて。殺風景な病院の環境じゃなくて，庭が見える部屋で家族と過ごしたい。
先生は，「呼吸がもう少し落ち着いて，Nさんが帰れると思ったときでいいですよ」って言ってくれて，安心した。でも，帰りたい気持ちと不安で帰れない気持ちの間で，どうしていいのか。ずっと，病院にいるわけにもいかないし……。

考えたこと

　Nさんはパニックになったあと，怖さから活動が極端に障害されてはいず，不安はあるが焦燥感はなく，話し方も整理して話せている。Nさんは帰ることへの不安とともに，家で過ごしたい気持ちも強くある。不安の症状はさまざまであるが，「不安」をアセスメントする1つのポイントとして，註2に示した「通常の不安と病的不安」を区別するポイントがある。

> **keyword**　通常の不安と病的不安を区別するポイント[註2]

　このケースでは，患者の身体状況，予後への不安から，今回の出来事が，恐怖・不安を引き起こしたことは了解可能な範囲と考えられた。また，時間の経過とともに不安は軽減してきており，一時的にはパニックになったが，その後，パニックになることなく経過している。その他の点，誤った信念，日常機能に支障をきたすほどには至っていない。これらのことから，Nさんの不安は「通常の不安」とアセスメントした。同じ状況に対する予期不安が強いときには，事前に抗不安薬を使用するなどの薬物療法を行なうこともあるが，時間とともに次第に軽減することも多い。もともと，不安障害などの精神科的問題がなかった人であり，怖かった出来事のあとの心理状況として，この強い不安が続くことは少ないこと，徐々に緩和することなど，一般的な経過を説明しよう。また，実際に，どの患者もそうであることを客観的に伝えてみることが，不安の早期の緩和につながるのではないか。不安・恐怖に目を向けているところから，変化を自己認識してもらおう。

> **原則**
> 支持的精神療法とともに，恐怖体験に対する一般的な心理状態を説明し，患者の実際の状態を振り返りながら，現に不安，恐怖感が緩和していることを伝える。

患者のもつ力を評価し，安心感につなげる

状況　**専門看護師**●多くの人たちは，怖い体験のあとには，ずっとこのまま怖い気持ちが続くのかと不安になりますが，みなさん少しずつ怖さが和らいできます。Nさんも，怖くてトイレを座ってしていたのを，ご自分で考えて今日は立ってすることができていますね。
　Nさん●ああ，そうですね。少し，落ち着いてきたように思います。

考えたこと

　Nさんは，気づいてくれた様子である。自身の変化に少し安心し，納得した表情をしている。

> **原則**
> できていることを伝え，保証することで安心感につなげる。

　Nさんの不安は一昨日より軽減しているようだが，不安の程度や不眠など他の症状を確認し，精神科受診，薬物療法の必要性を確認しよう。

> **keyword**　精神症状のアセスメントと精神科受診，薬物療法の必要性の判断

註2　通常の不安と病的不安を区別するポイント（以下が1つでもあれば，病的不安）
①脅威の程度に対して，通常予測されるよりも著しく強い不安症状が出現している場合
②時間がたっても不安が軽減しない場合
③パニック発作など，強い症状が出現する場合
④誤った信念（「すぐに死んでしまう」など）をもっている場合
⑤日常機能に支障をきたす場合

| 状況 | **専門看護師**●それに，呼吸が苦しくならないよう，自分なりに工夫して生活できています。パニックのときも，看護師さんの声かけでゆっくり呼吸を整えることで和らげることができている状態です。不安は1日中続いていますか。昨夜は，あまり眠れなかったと聞きましたが。
Nさん●何度か目が覚めて，心配で咳止めを飲ませてもらったりしました。 |

考えたこと：不眠が続くと不安症状にもよくない。希望があれば，抗不安薬があったほうがよさそう。

| 状況 | **専門看護師**●抗不安薬など不安を和らげてくれるお薬で，そういった不安を緩和することもできます。
Nさん●薬があったほうがいいかな。どうかな。昨日眠れなかったし，今日は眠れるかな？ |

考えたこと：Nさんは決めかねている。薬への抵抗があるのかな？ 不安があるなか，迷わせるのも負担になるかもしれない。少し引いて，様子をみることにしよう。

| 状況 | **専門看護師**●使わなくてもお守り代わりに持っていてもいいかもしれません。担当の先生から出していただいてもよいですし，ご希望があれば専門の精神科医の診察や，薬の相談もできます。少し落ち着いてきていらっしゃるので，今晩の様子をみてみましょうか。不安で今夜も眠れないようでしたら，無理せず看護師に言ってくださいね。 |

考えたこと：同席した看護師から当直医師に，夜間の不安時に抗不安薬を処方してもらえるよう伝えてもらう。今晩の様子と患者の希望で精神科受診につなげることとし，そのまま退院となっても，退院後に不安が増強するようであれば，受診できることも伝えておこう。

| 状況 | **Nさん**●わかりました。そうしてみます。もし，明日，帰れそうだったら退院してもいいでしょうか？
専門看護師●はい。家に帰って不安になったら，外来でも相談にのれますので，外来の看護師や先生に伝えてください。
Nさん●わかりました。ありがとうございました。
　Nさんは夜間，不安になり抗不安薬を希望され，主科の医師から処方してもらったが，結局，内服せずに眠ることができた。翌朝，「昨日は，よく眠れました。今日，退院できそうです。薬は飲まなくても，大丈夫そうです」と，処方された抗不安薬は持たずに退院となった。 |

考えたこと：今後は，終末期のケアとなり，症状が増強し，治療効果がみられなくなることでの，精神面の対応が必要になってくるであろう。病棟看護師もその必要性を感じており，外来，または次回の入院時に継続した関わりについて，確認する必要があるだろう。

【引用・参考文献】
1）村上伸治：精神療法の基礎としての支持的精神療法臨床．臨床精神医学，41，増刊号，39-44，2012．
2）医療研修推進財団監修，小川朝生，内富庸介編：精神腫瘍学クイックリファレンス．創造出版，2009．

極意と秘訣

　不安のアセスメントをするうえで，不安の症状，程度，要因，対処行動，ストレス耐性の程度や，それを取り巻く家族やさまざまな状況を統合して考えることが必要となってくる。それらを統合して，専門家としての知識，経験をもとに有効と考える介入プランを導き出し，日々実践している。

　この事例は，がんの再発，抗がん剤治療効果への不安などをもっていたところでの恐怖体験から，不安が高まった事例であった。もともと，不安障害など精神科的問題はなく，精神面の健康度は高い人であった。

　また，初回面接で精神状態のアセスメントをしながら，その場で必要な介入，さらにアセスメントに必要な質問を考え，アセスメントと介入を繰り返しながら思考し実践したプロセスを順に記述した。

　また，アセスメントするうえで，不安など症状だけに視点を向けるのでなく，患者のもつ力を信じることも大切にしている。この事例の場合，パニックのあとにも，少しずつ自分なりに考え行動できる力をもっていた。そして，家に帰りたい思いが，不安をもちながらも不安に対処していこうとする力を後押しする力になった。このような患者のもつ力にも視点を向け，患者のもつ力を保証し，支えるケアを提供することも大切なポイントであると考える。

　臨床での「不安」について思考と実践をしていくうえで，参考にしていただけると幸いである。

COMMENT

　医療者にはいろいろな役割が期待されている。冷静な科学者・学者，専門的な技をもった技術者，患者や家族の擁護者，医療チームの統率者，倫理性の高い専門家，あるいは癒し人など，状況に応じて，次々に多様な役割を担っていく。今回，専門看護師は，患者-病棟看護師間あるいは，看護師-医師間のスペースで巧みにこれらの役割を演じている。

　行なっていることは本当に基本に忠実である。背景因子などから，特別な精神疾患ではなく，まずは，虚心坦懐に患者の不安を聞いていく。そして理解できる不安であり，対処方法もあることを，情報提供を通じて納得してもらうよう話を進めている。

　正常と異常とを峻別し，正常者のもつ力を引き出し，このままにすると病に至るかもしれない状況から引き戻す。患者がさらなる介入に乗り気でなければ，無理には進めず，いったんは退く。必要なときは近づき，自立できそうなときには押しつけず，少し遠巻きにする，この柔軟性のある距離の保ち方がすばらしいと思う。

　不安が強いときは患者にとって，癒し人の役割を演じ，症状が和らぎ，患者が自分の力でできそうになると，擁護者にもなる。病棟看護師には専門看護師は学者・技術者・専門家に映ることもあるであろう。

　一見簡単に映るかもしれない，患者と専門看護師のやり取り。欄を改めて付記されている，考えたこと・keyword・原則を眺めながら，吟味してほしいと思う。そこに専門看護師の現場実践のなかなか見えない思考のプロセスが言葉になっている。（大生）

Ⅳ 患者との治療的パートナーシップの形成

CASE 16

慢性疾患患者がふらっと訪れる看護外来
「ねばならない」からの解放

☑実践
☐コンサルテーション
☑コーディネーション
☐倫理調整
☐教育
☐研究

慢性疾患看護専門看護師
米田昭子

　慢性疾患看護専門看護師の米田さんが主導する看護外来は，外来看護のあり方についてパラダイムシフトをもたらす画期的な外来である。

　これまで，われわれ医療者が，非協力的，病識がないなどというレッテルを貼り，「問題の患者」としてきた慢性疾患患者とのつき合い方を180度転換させた。

　ここに登場するОさん(72歳，男性)は，A病院の呼吸器内科と循環器内科に，10年来通院していて2人の主治医がいる。Оさんは，「指示通り」に内服したり，吸入したり，予約日に来院したり，体調を報告したりすることは苦手である。

　しかし，薬がなくなったときや便秘でつらいとき，眠れないとき，息切れがするときなどに，「ふらっと」専門看護師の米田さんを訪れる。米田さんは，その「ふらっと」にもパターンがあることを見抜いている。主治医のどちらかが外来診察日であり，しかも天気のよい日である。

　専門看護師は，Оさんを「コンプライアンスが低い」などと非難したりはしない。彼のとらえどころのない語り(「訴え」ではない)に耳を傾け，彼の生活のなかで問題解決のためのアドバイスを行なう。まるで，Оさんの人生の伴走者のように。

　そこには，専門看護師の広い人間理解と寛容，すぐれた傾聴スキルがある。専門看護師はОさんの価値観や生活様式を，いくつかの手がかりをもとにイメージする。ゆるやかで人間らしい看護外来は，Оさんのような自由人にとって福音である。(井部)

> Oさん　72歳　男性
> 気管支喘息　大動脈弁狭窄症（10年前手術）　2型糖尿病

事前情報　Oさんは妻と2人暮らしだったが、妻が3年前に亡くなり、それから団地で独り暮らしをしている。団地内には、世話をしてくれる友人がいる。Oさんは、過去に喘息の重篤発作を起こし、気管挿管を受けた経験があり、今は2つの診療科外来（呼吸器内科、循環器内科）に主治医をもち、10年にわたってA病院で治療を受けている。

しかし、Oさんは、予約日に受診せず、処方した薬がすぐになくなり、1週間経たないうちに再度処方を希望して来院することがしばしばだった。予約外での受診時には、待ち時間が長いといって診察を受けずに帰宅することもあった。

このような状況は、医師からすれば、コンプライアンス不良、病識欠如の患者となる。喘息発作で緊急入院することが続き、医師から「何を言っても全然だめなんだ。薬をちゃんと飲めば発作なんて起きない。なんとかならないか」という相談が専門看護師にあった。

専門看護師は看護外来を開設し、患者やその家族の相談に随時対応するとともに、外来診療を担当する医師や看護師からのコンサルテーションを受けていた。

とらえがたい体調の変化を一緒に探る

状況　〈見えない生活や要望を推測する〉

Oさんは、医師から言われて専門看護師のもとを訪れた。しかし、自分の暮らしぶりを自ら話すことはなかった。薬をどのように飲んでいるのか、喘息の吸入薬を使っているのかと問いかけても「飲んでるよ。吸入やってる。できるよー、そんなこと」と言うばかりであった。

その後、Oさんは専門看護師のもとへ不意にやってきては、「薬がなくなった」「通じがねえ」「眠れない」などと言って帰った。

考えたこと　Oさんは、医師から専門看護師に相談するようにと指示されたことを受け入れている。Oさんにとっては、療養の相談というよりも、遊びに来ている感じで、専門看護師のもとを訪れているのかもしれない。ただ、困ったときに、なんとか対処してくれる存在だと思ってくれているのだろう。それに応えていくことで役割を果たすことにしよう。

> **keyword**　看護の責務：患者の療養を助ける

状況　専門看護師は14日分の薬がどうして1週間でなくなったのか、便秘はいつからなのか、などと問いかけるが、Oさんは決まって「知らね」と答えるだけであった。便秘を「まいった」と表現し、夜間不眠のときは、専門看護師の前でうとうとして口角から流涎がこぼれた。

Oさんは、いつもアイロンのかかったポロシャツと、夏は短パン、そして帽子をかぶって来た。ときどき、手にお好み焼きソースの入ったスーパーのレジ袋を持っていたりする。専門看護師はそこに注目して、生活や心境を語る場を設け、料理が得意であること、おしゃれであること、以前は、塗装業の仕事をしていたこと、妻が亡くなってから「つまらない」生活になったと思っていることを知った。

考えたこと

専門看護師は，Oさんにいつからどうなったかといった具体的な表現を求めるのではなく，Oさん流の表現の仕方を知る。それから，体調や苦痛をとらえていこうとした。そこで，衣服にアイロンがかかっている点から探っていこうと考えた。

原則

患者の生活に思いを馳せる

Oさんが知ってもらいたいと思っていることだけを知りたいという態度で，問いかけるかどうかを意図的にして，外来診察や処方の調整をしていこう。実際の生活だけではなく，見えない部分に焦点を当てよう。

状況

そんなOさんはときどき，待ち時間が長くなると，どこかへ行ってしまう。調子が悪くて来院しているときでもいなくなり，心配になって院内を探すと，病院の食堂でお蕎麦を食べている姿があった。そういうときは，ぺろりと全量摂取していたりする。

考えたこと

長い間，病とともに生きてきたのだから，強い側面も当然もち合わせていると，Oさんの様態を見て思う。病人ではなく，地域に生きる，そしてこれまで，慢性疾患とともに生きてきた生活者としてとらえる視点をもつことで，ぐっとOさんに近づけるだろう。

原則

- 病人ではなく，慢性疾患とともに生きる生活者としてとらえる
- 情報収集の量が看護の質を保証するわけではない

状況

Oさんが訪れるのは，決まって主治医のどちらかが外来診療をしている曜日であり，天気がよい日であった。

考えたこと

Oさんには来院のリズムがあるようである。

原則

患者の行動パターンを知る

状況

専門看護師は，最初は，Oさんの受診行動の変化を期待して働きかけた。例えば，処方された薬が指示通りに内服できるような工夫を一緒に考えたり，体調の変化を見逃さない体の見方を伝えたり，外来受診日に来院したほうが診療がスムーズで待ち時間が短縮できることを伝えたりした。

しかし，Oさんは，体に気になる変化があって来院するのだから，それを一緒に探っていく方向で関わることにした。

考えたこと

Oさんに数か月関わりながら，専門看護師が変化を期待するのは，患者ではなく，じつは医療を提供する側だと徐々に思い始めた。行動変容は誰のためなのか。この患者の疾患コントロールを手助けするには，こちらが柔軟に対処していくほかはないという心境になった。

keyword

行動変容，患者役割への期待
患者をコントロールしようとする立ち位置にならないようにしよう。
慢性性，Illness Trajectory（病みの軌跡），病の体験

| 状況 | Oさんが看護相談室のドアを開けて息切れがしているときには，むくみがないか，体重増加がないかを一緒に確認した。喘鳴が聞かれたら，吸入の状況を確認した。そうして，血圧，脈拍，SpO_2などを測って数値としてとらえることもした。

しばらく椅子に座っていると和らいでくる喘鳴があるときは，"急いでいらしたんですね"と，様子から想像して伝えた。そうすると，「今，階段を上がってきたからだ。大丈夫だよ。いつもだよ」と言い，「座って休めば大丈夫な喘鳴」を一緒にとらえていった。そして，階段を急に駆け上がって現れた喘鳴では，「しばらく椅子に座って休む」という対処が体を楽にすることを一緒に体験して身につけた。

ただし，しばらく座っていても和らがない喘鳴，聴診器なしでも高音で連続した音が強く現れているときには，呼吸苦を気遣い，医師の診察を受けられるように調整し，喘息発作の治療へとつなげた。

考えたこと：Oさんは長い病歴のなかで，重篤な発作で救急搬送され，気管挿管を受けるという体験まであるにもかかわらず，自分で対処する方法を体得してこなかった。それは，チャンスが得られなかったのだろう。しかし，喘息の知識を伝える，ピークフローメーターを指導してモニタリングを促すといった関わりは，この患者には適していない。

そこでOさんには，楽になる方法を伝える。対処可能な病気であると実感するのを助けるという方向で関わることにした。

原則

気管支喘息の発作は，小発作のうちに対処して重篤発作を回避することが重要である。発作時は，β_2刺激薬の吸入，あるいは状態に応じてステロイド剤やエピネフィリン点滴などの薬物療法を行なう。

医療を提供する側に働きかける

状況　〈2つの診療科の主治医への働きかけ〉

専門看護師は，処方薬をこれまでよりはきちんと内服できるように，また来院した際には受診ができるように，さらに医師にとっては治療効果が見てとれるように調整した。なじみの医師の診察を受けることで，Oさんにとっても，安心を得ることにつながった。

体調不良（喘鳴，呼吸苦，不整脈）で受診したときに，専門看護師が診察を調整すると，呼吸器内科の医師は，「喘息のほうは大丈夫。心臓の問題」という。一方，循環器内科の医師は「心臓はとてもよい状態。喘息の管理が大切」という。

診察後，Oさんは「なんだかわかんねー。どっちだっていいよ」と他人事のような反応を見せる。

考えたこと：医師が譲り合う体調不良の原因について，専門看護師は，あえて喘息という疾患や，心機能の低下のどちらなのかといった医学的判断や，治療プロセスに関わることを医師に代わってしないほうがよいと考えていた。

心臓疾患のほうは，不整脈がときどきみられるが，心不全をきたすこともなく，日々の生活をしている。喘息のほうは，過去に挿管をするほどの発作があったが，今は数か月に1度，喘息発作で入院するものの1週間程度で回復する。これらの状態と医師の診断結果を踏まえ，重症な病期にはないと判断した。

|状況| 専門看護師は，たびたび両診療科の主治医の間に立ち，どうしたものかと，Oさんと一緒に思い悩む。「心臓の問題なんだー」と言いながら，呼吸器内科の医師の診察を受けるOさんに同行し，Oさんが表現しあぐねている体調を，「さっき，呼吸が苦しかったんですよね。吸入はちょっと休んじゃったんですよね」と，Oさんの顔を見て，伝えてよいことかどうかを表情で確認しながら医師に伝える。循環器内科では，「体重は増えていないけど，脈拍が乱れていて，夜も眠れないんですよね。さっき私のところで，うとうとしていましたよね」と，専門看護師が伝える。

|考えたこと| 医師と患者をつないでいこう。どちらの医師も譲り合い，患者は，予約日ではないときに来院するという状況のなかで，専門看護師は，解決に向けて振る舞うのではなく，"患者が困っている"ところに身を置き，慢性疾患とともに生きるうえでの解決しがたい状況に，患者とともに耐えることをしようと考えた。

> **keyword** 患者なりにやっていこうとすることへの医師の理解，専門看護師自身の医師への信頼

|状況| その結果として，便秘薬が処方されたり，睡眠導入剤が処方されたりしたほか，睡眠薬の新たな処方，ネブライザー吸入などの指示があった。すなわち，生活改善につながる身体面の調整が主になった。

主治医は，Oさんが受診するたびに，「米田さんのところへ行った？」「帰りに行ってみるように」と伝えてくれ，「今日，Oさんはここに来た？」と専門看護師に確認することもあった。

|考えたこと| 主治医も，患者が自分なりにやっていこうとしていることを理解していると，専門看護師はとらえた。

|状況| **〈事務部門への働きかけ〉**

事務部門もOさんと顔を合わす機会が多く，わけのわからない患者，認知症の患者，決まりが守れない患者というようにとらえていた。

それに対し，専門看護師は，Oさんが何か気になると来院するのは，病気をよくしたいという思いがあること，独り暮らしだから心配事が多いこと，薬の管理が苦手なうえに，たくさんの種類があるからうまく飲めないということ，病院は安心する場所，などとOさんの心の内を代弁した。そして，慢性疾患患者は，決まりに従えないけれど，こうやって治療を続けていく。それをサポートするのも大切である。慢性看護とはそういうものだと，今度は，医療者の側の言葉で伝えた。

以来，予約外で来ると，事務部門から専門看護師へ連絡が入り，「来院しましたけど，もうそちらへ行きましたか」「会いましたか」「薬また足りなくて来ましたが，処方してもらっていいですよね」などと対処するようになった。

|考えたこと| 医療者や慢性看護の専門家だけが，その患者さんをみていくのではなく，病院の職員皆で慢性疾患患者を理解していくことで，疾患コントロールを支えることができる。

> **原則** 患者中心の医療という病院の理念

第Ⅳ章　患者との治療的パートナーシップの形成

> **keyword**　チーム医療
> 　専門看護師は病院の理念である「患者中心の医療」と掲げられたものを少しでも実現したいと思っていた。そのため，他部門へも働きかけ，慢性疾患患者への理解を促した。
> **原則**
> 　相手に即した言葉を使い分ける

状況　〈協働する看護師への働きかけ〉
　救急外来を担当する看護師は，予約日に受診しないことが症状悪化につながり，夜間に救急外来を受診するような患者が増えれば，救急外来本来の機能が果たせなくなると訴える。Oさんが夜間の救急外来に来ないようにするにはどのようにしたらいいかという視点で，Oさんに指導をし，専門看護師に相談にやってきた。
　救急外来を担当する看護師は，夜間に少ない人数で，重症患者をみるという緊張状態にあるため，Oさんのような，自らの意思で治療の指示を守らない患者への視線は，当然，厳しいものになる。専門看護師は，それを慮り，看護師の状況にも気遣った。
　そのため，昼間は外来部門で慢性疾患のコントロールをしていること，救急外来に来なくなることがケアの目標ではなく，Oさんが病気とうまく付き合っていけることが目標ではないかと助言した。
　救急外来を担当する看護師は，豊かな看護経験と人生経験とで，理論や概念ではなく，実際の患者との関わりを通して，慢性疾患とともに生きる患者への理解を深めていった。「Oさんにもいろいろな事情がある。怒ったりすることもあるけど，憎めない人だよね。奥さんが亡くなって，元気がなくなったから心配だった。病院に来ていることが大切なんですね」と認識に変化がみられた。

考えたこと
　どの看護師も患者によいケアを提供したいと願っている。
> **原則**
> **協働する救急外来担当看護師の看護の力量を見積もって信頼する**
> 　病院のルールを守ることのできない患者には，病識欠如のレッテルを貼り，ケアの対象外とみなして，ブラックリストに掲げて了解し，解決させてしまうことがある。
> 　しかし，救急外来を担当する看護師は，人生経験が豊かであり，患者のことを生活者として理解する力があると，専門看護師はとらえていた。また，慢性性という概念を実感して，患者の多様な療養を許すことができるだろうと，看護師たちの力を見積もっていた。
> 　Oさんのことを日々の話題にすることは，つまりOさんの病との向き合い方を受け入れていっているのだととらえた。
> **keyword**　患者の多様さを受け入れるプロセス
> **原則**
> 　問題を修正していくべき存在として患者をとらえ，働きかけるのではなく，病とともに生き抜く存在ととらえ，気遣い，手助けを考えていく

極意と秘訣

患者の病期のアセスメントと治療継続を助ける

　専門看護師が，慢性疾患をもつ患者をアセスメントするとき，病態の理解は前提であるが，何年も病が身体に蓄積されてきたという時間的視点をもつことも重要である。患者は，自分なりにその慢性疾患に対処してきた歴史を積み重ねている。

　いわゆる病気の症状とされるものは，その人の習慣やいつもの身体の調子に表れる。それゆえ，訪れたときの喘鳴の和らぎ方で，「大丈夫な喘鳴」と「対処が必要な喘鳴」を吟味したり，衣服へのアイロンのかかり具合や，手に持っている日用品などから，生活がいつも通りにできているかどうかで体調の変化を探っていった。

　慢性疾患は，長い時間をかけて多様に変化していく1つの航路(course)をもつという考え方が，「病みの軌跡」である。専門看護師は，これまでの喘息発作の状況や入院後の回復状況などから，患者の状態を照らし合わせて，そのときの病期をとらえ，不安定期にあると判断したなら，悪化しないように対処していくことを実践した。

「慢性性」を急性期病院で働く人々へ伝えていく

　慢性疾患とは，人生そのものであり，短期間の努力だけでは解決しない。日々の細々としたことを工夫し，病気と折り合いをつけて調整していく必要がある(慢性性)。

　慢性看護分野の専門看護師がいる意味は，慢性性を伝え，現実的なケアとその理由を周囲に表現していくところにあるだろう。喘息発作での入院は，長期間，病とともに生きるプロセスにおける1つの様態である。入院治療によって患者は調子を取り戻し，身体を休めてもとの生活へ戻っていくという意味をもつ。そして，ときどき入院して医療者となじみになることで，看護師は慢性疾患とともに生き抜いている患者の存在を知り，患者は気にかけてもらえる存在になる。

その人を支えるゆるさをもち合わせたセルフケア支援

　自分の思うように自由にやってきて，これからもそうありたいと願う人として，専門看護師は患者をとらえた。社会的サポートを受ける方法があっても，それを患者が受け入れたいと思うまで待つことも必要だと考えた。そして，患者も看護師も双方が心配を抱えながらやっていく。そういうところに身を置き，不意の来院にも対処できる度量をもって対応する。両者でゆるさをもち，つないでいく。そうして，患者に見合ったQOLが得られるように慢性疾患患者を援助することをめざした。

COMMENT

　この事例は看護職だけでなく，すべての医療職にたいへん重要なメッセージを慢性疾患看護専門看護師が示してくれている。医療には多様な関わり方があり，時間をかけ，ゆるく行なう方法にもたいへんな効用がある。この場合には，患者の多様性に応じる，変容する力も重要である。

　がんや急性疾患と違って慢性疾患の場合は，疾患をもちながら生活していく長い経過を専門看護師は相手にしなくてはならない。病を得てから以後の，患者人生のある一定の要素あるいは部分と，専門看護師は継続して付き合っていかなくてはならない。

　患者はさまざまであり，患者の人生観は病を得ても変わらない部分も多い。勝手に患者に期待したり，「病気なんだから当然控えるだろう」というような医学的な(医学的には当然と思えるような)配慮を患者に要求することも，一般の医療職にはあるかもしれない。自らを振り返っても，「患者さんも人間なんだから，できないのも当然なんだ」と思えるようになるにはほんとうに時間がかかった。慢性疾患看護専門看護師は，そのような，大切な「あきらめ」ともいうべきものを比較的早い時期に体得しているのかもしれない。

　"極意と秘訣"のところに述べられている3点は，患者を丸ごと(近づくときも，離れるときも)認め，自分自身の限界も理解し，自分自身に対しても冷ややかに批判し，そして支援的に眺めるような「メタ認知」を事もなげにしているすごさがある。(大生)

Ⅳ 患者との治療的パートナーシップの形成　CASE 17

自閉症の子どものプリパレーション

手術に向けた柔軟な関わりによる調整

☐ 実践
☑ コンサルテーション
☑ コーディネーション
☐ 倫理調整
☐ 教育
☐ 研究

小児看護専門看護師
渡邊輝子

　自閉症の娘(16歳)に手術が必要かもしれないと,学校の健診で言われた母親は戸惑い,以前,新聞でみたチャイルドライフスペシャリスト(以下,CLS)のいる病院を訪ねた。病院の入口からCLSを呼び出した母親は,CLSに事情を話し始めた途端に泣き始めた。その切迫した雰囲気に驚いたCLSはすぐに専門看護師に,「初めて会った母親が泣いているので一緒に会ってほしい」と連絡した。

　ここからがこの事例の始まりである。専門看護師は堂々としている。「とにかく,話を聞こう」「調整役を引き受けよう」「リハーサルをしてみよう」「(本人は)予想していたより説明を理解できるので,反応を見ながら丁寧に説明していこう」「患児の特徴をスタッフに知ってもらい,スタッフが安心してケアをできるようにしよう」と,そのつど考える。

　緊張している母親やCLSにとって,これから起こるであろう過程を掌握し,人間関係も熟知している専門看護師の存在は力強く,安心という保証をもたらす。

　専門看護師は,患児とのつき合い方を母親から学ぶ。2語文(「私は行きます」「私は止まります」など)なら理解できること,視覚で確認するほうが理解しやすいこと,落ちついて座っていることや,初めて体験をすることには冷静でいられなくなることなどを,専門看護師は事前学習した。そして,専門看護師はまるで以前からの友人のように患児と接し,患児は手術を終えた。(井部)

17 自閉症の子どものプリパレーション

Ｐさん　16歳　女児　特別支援学校高等部1年生
縦隔腫瘍，自閉症，知的障害

事前情報　CLSから，初めて会った母親が号泣しているので，今一緒に会ってほしいと電話連絡があった。病棟入り口に行くと，母親らしき女性が顔を覆って泣いている。尋常ではない状況だったので，話を聞くためにCLSと一緒に座って話せる面談室へと案内した。

母親は，「自閉症の娘が，学校の健診で『胸のレントゲン写真に影がある』と言われた。今日，画像を持って受診したら，手術が必要かもしれないと言われ，娘に対してどうしたらよいかわからなくなってしまった。以前，新聞記事で見た当院のCLSのことを思い出し，病院の入り口からCLSに電話をかけた」という。

母親から電話を受けたCLSは，電話では状況がつかめなかったため，そのまま母親に病棟に来てもらうようにしたとのことであった。ところが，話し始めた途端，母親が泣き始めたので，切迫した雰囲気に驚いたCLSが専門看護師に連絡をしてきた。

検査・治療の流れを把握し，他職種に対応を依頼

状況　〈専門看護師が主治医から情報を集め，介入を開始する〉

母親の話のなかで，呼吸器外科の医師がＰさんの主治医であることがわかったので，その場で主治医に電話をし，詳しい病状と今後の方針を確認した。精密検査のために，採血と造影CT検査が必要であった。経過をみて，腫瘍が大きくなっていくようであれば，手術の可能性もあるとのことであった。主治医に母親の心配を伝え，他科である小児看護専門看護師とCLSが関わることについて承諾を得た。

考えたこと　専門看護師は，とにかく話を聞こうと考えた。

> **keyword**　チャイルドライフスペシャリスト（CLS）の役割
> CLSは，子どもが医療経験に伴うストレスに向き合い，少しでも前向きな気持ちをもって乗り越えられるように心理的な援助を行なう。遊びを通した発達支援，プリパレーション（医療処置の前から子どもが心の準備ができるように関わること），痛みへの非薬理的援助，きょうだいや家族の支援，グリーフワークの援助，療養環境の整備などを行なう。

状況　〈CLSと一緒に母親から患児の特徴を聞く〉

主治医から情報を得て，患児の身体的状態の把握ができたため，少しずつ落ち着いてきた母親から，患児の特徴について教えてもらった。
・体格は，身長160 cmぐらい，体重60 kgぐらいである。
・知的障害はあるが，身体的には健康に育ち，他の病気で病院にかかったことがなく，運動機能も問題はない。
・2語文（「私は，行きます」「私は，止まります」など）なら理解できる。説明を聞いて状況を理解することはできないが，視覚で確認できることのほうが受け入れられる。

117

・落ち着いて座っていることができない。
・初めて体験することに，静かに対応することは苦手なので，暴れるかもしれない。

考えたこと

　　　小児科以外との調整は，CLSより専門看護師のほうがスムーズにできるので，調整役を引き受けよう。
　　Pさんは知的障害はあるが，身体的には年齢相応で自分で動くことができる。病院という非日常的な場で，苦痛を伴う採血などの初体験は，Pさんに混乱を招くことが大いに予想される。混乱した場合，Pさんは暴れてそれを表現するようなので，安全に検査ができなくなってしまう。Pさんが安心して検査を受けられるようにするために，Pさんに病院に一度来てもらって，必要な検査すべてにおいてリハーサルが必要である。そして，その反応によって計画を微調整していくことにした。

原則

自閉性障害（自閉症）とは[1]

　自閉症の原因は，脳機能障害であるが，自閉症に特異的な脳機能の異常所見は発見されていない。自閉症は，行動症状で診断され，3歳までに，次の3つの行動症状が認められれば，自閉症と診断される。

①相互的社会交渉の質的障害：対人関係において視線，表情，身振りなどを適切に用いない，情緒的な共感や興味の共有ができず，友人関係を十分に発展させることができない，など
②コミュニケーションの質的障害：話し言葉がほとんどなかったり遅れたりすること，おうむ返しをしたり独り言を言ったり，同じ言葉を執拗に繰り返したりして会話のやりとりができない，など
③活動と興味の範囲の著しい限局性：特殊な物に愛着する，独特な手かざし行動など常同的・反復的な奇異な運動をする。些細な変化をいやがって泣いたりパニックを起こしたりして苦悩を示す。関心の幅が狭くパターン的，など

状況

〈母親，CLSと検査までのプランを立てる〉

　まずは，病院見学の日をつくり，その際に必要な検査室も見学し，リハーサルをしてみることにした。もし，患児がリハーサルのとき，混乱せずに検査ができそうなら，その場で実施することとした。

〈医師へ検査のオーダーを要請し，検査室へは協力を依頼する〉

　専門看護師は主治医に，母親と一緒にプランを立てた検査の日程を伝え，検査オーダーをしてもらった。検査室へは，見学を兼ねてトライアルしてみる旨を伝え，協力を依頼した。

〈病院見学当日と造影CT検査当日は，小児科外来看護師に協力を依頼する〉

　病院見学当日は，専門看護師は同行することができなかったので，小児科外来看護師に協力を依頼した。そのときの状況は，後日，小児科外来看護師とCLSから以下の報告を受けた。

　検査技師の協力のもと，12誘導心電図と肺機能検査は，呼吸を止めたり吸ったりすることが難しかったものの，トライアルでうまく実施できた。また，次の日の造影CT検査のために，処置台に横になってみたり，医療物品を手にとってみたりして，血管確保のシミュレーションを行なった。

次の日の造影CT検査当日は，母親と特別支援学校の担任教師と来院した。血管確保が1度でできなかったものの，混乱せずに，特別支援学校の担任教師とともに再度処置室に入るところからやり直し，処置台に横になり検査はスムーズにできたという。

〈初めてPさんと会う〉

　手術をすることが決まり，執刀医の診察となったときに，専門看護師は初めてPさんと会った。診察に同席することは，母親と約束しており，CLSとともに診察室に向かった。

　診察はすでに始まっており，静かに部屋に入ると，母親は執刀医と話しているが，Pさんは，母親の隣にいて丸椅子に座り，椅子ごとぐるぐる回りながら，かけ算九九の六の段を大きな声で繰り返していた。学校の制服姿である。専門看護師は後ろの診察台に座った。

　Pさん「ロクシチ！」　専門看護師「シジューニ！」

　Pさん「ロクハ！」　専門看護師「シジュウハチ！」

　Pさんが大きな声で唱えるたびに，声は小さく，手を挙げる身振りは元気よく，Pさんを見ながら九九に答えるようにすると，Pさんは専門看護師に気づいた。にこやかに診察台の専門看護師の隣に座り，身体を専門看護師にすり寄せるようにしてピタッとくっつく位置に座り直すと，続きを唱え，診察の間中ずっと楽しそうに繰り返していた。

　診察の終わりに，母親から「よろしくお願いしますでしょ」と，執刀医への挨拶を促されると，突然「ヨロシクーッ！」と元気よく右手を執刀医に差し出し，握手を求めた。医師は苦笑いしながらも，手を差し出し軽く握手する。Pさんは，医師の顔も見ず，握手の手を見ているだけであった。

考えたこと

原則

インフォームド・アセント（説明と納得）

　子どもの意思決定は，能力的限界から法的に保護者に委ねられている。しかし，実際に治療を受けるのは，子どもたち自身である。

　医療者は，"子どもは，自分の身の周りに起こることに対して，自分なりの対処方法を選びながら成長発達している自律性をもった存在である"ととらえる。治療の目的はわからなくても，処置や検査で子ども自身に何が起こるのかを彼らがわかりやすい適切な方法で説明し，状況をどのように理解しているかを把握する。子どもをだますようなことをしてはいけない。

　最終的には，子どもが説明に納得し，状況を了解した（アセント）うえで，主体的に治療に取り組みたいという気持ちを引き出す。

　Pさんを理解するために，彼女はどんなことが好きなのか，彼女のペースに合わせてみよう。

患児の特徴をスタッフと共有し，安心してケアをする

状況　〈入院前の準備①：病室を見学する〉

　Pさんと専門看護師は手をつないで診察室から出て，予定していたとおり，病室の見学に向かった。Pさんは，専門看護師より身長が少し高い。方向転換する少し手前で専門看護師が「右に曲がります」というように伝えると，Pさんは混乱なく歩けた。CLSは，先導するように前を歩き，母親は，後ろから見守るように歩いた。病室の前には特別支援学校の担任教師が待っていて，一緒に見学することとなった。

第Ⅳ章　患者との治療的パートナーシップの形成

> 考えたこと
> Ｐさんは，予想していたより説明を理解できる。予定どおり，すべてにおいてリハーサルを行ない，反応を見ながら丁寧に説明していこう。

状況
　病棟に入る前に，Ｐさんへ走らず歩くように伝えると，「入ったら歩きます」と繰り返す。手をつないで病棟に入ると静かに歩けていたが，病室（個室）に入った途端，目の前にあったソファに飛び込むようにして寝転がる。
　その様子を見て，母親と担任教師は，Ｐさんが病室を気に入ったようだと教えてくれる。母親と相談し，入院期間中は母親が付き添い，手術室やICUへの見学は，入院してから行なうこととなった。

〈入院前の準備②：母親と相談して，写真や絵で表された予定表を作成する〉
　母親が予定外に来院し，インターネット上で検索したという他院のクリニカルパスを持参した。Ｐさんにも同じように，何がいつ行なわれるのかがわかるようにしておくと，Ｐさんが理解しやすいとのことであった。Ｐさん用にわかりやすい絵や写真を入れてオリジナルの予定表を入院の数日前までに作成し，自宅で家族からＰさんに説明しておいてもらうこととした。

【入院当日：スタッフへ患児の特徴を伝える】
　Ｐさんが両親と兄と一緒に来院する。母親は，スタッフがＰさんを理解しやすいように，Ｐさんの特徴とどのように対応したらよいかが書かれているファイルを持参してきてくれた。母親は，日頃から，必要があれば周囲の人にそのファイルを使って説明しているとのことであった。さらに，Ｐさんの痛みに対する反応，対応のしかたなどについて，Ｐさんをより理解できるように母親と情報交換した。
　Ｐさんは病室に入った途端，パソコンを自分で操作しインターネットでYouTubeを見たり，DVDを見たりして，「ユーチューブ！　こどもチャレンジ！　いるかジャンプ！」と元気よく繰り返している。ベッドの上でジャンプをしていたが，それは調子が上がって興奮しているのだと母親が教えてくれる。プレイルームでは大きな声で歌を歌っている。じっとはしていない。
　手術室やICUの見学は，各看護師長へ専門看護師が連絡をして調整をした。ICUのスタッフにもＰさんの特徴と対応について説明を行なった。手術室では，Ｐさんと挨拶した師長の計らいで，実際に中まで入れてもらい見学できた。

> 考えたこと
> Ｐさんの特徴をスタッフに知ってもらい，スタッフが安心してケアできるようにしよう。

状況　【その後の経過】
　手術当日，病室では，「イルカ，ピー！　Ｐちゃんはイルカ。Ｐちゃんはドルフィン！」と繰り返していた。手術室に行く直前は，若干表情が硬い印象だったが，手術室の前までは家族とCLSと一緒に歩いていった。手術室には，CLSとともに手をつないで入り，絵本を読んでもらいながら麻酔導入を行なった。

手術は無事に終了し，順調な経過を経て退院となった。5日間の入院生活であった。1週間後，外来診察日ということで病棟に遊びに来てくれた。その日は，他の成人の患者さんと同じように外来の採血室で無事に採血できたと母親が教えてくれた。母親は，一歩ステップアップできたとうれしそうに話していた。

【引用・参考文献】
1) 太田昌孝：自閉性障害(自閉症)．坂田三允総編集：精神看護エクスペール12　こどもの精神看護．中山書店，90-98，2005．

極意と秘訣

　Pさんは，コミュニケーションができないわけではなく，他者との関わりの方法にPさんなりの独特のスタイルがあるのである。しかし，そのスタイルは，出会って間もない人たちには理解されにくい。そのような患者にとって，非日常的な医療を安全に受けるためには支援が必要となる。

　専門看護師は，患者の反応を予測しながら，患者が安全に医療を受けるために，いつどこで誰が患者にかかわるかを明確にし，必要だと思われる人との調整を行なう。医療者がPさんを理解するには，Pさんを日頃からよく知る母親や学校の教師との協働が不可欠であった。

　Pさんへの対応については，母親が医療者をリードし，医療チームは，母親の要望に柔軟に対応し，パートナーシップを組んだ。専門看護師は，医療チームがうまく機能できるように潤滑油となった。その結果，Pさんは混乱することなく手術を受けることができた。

　専門看護師は，関わる人々に細やかに配慮しながら，1人ひとりの患者に合った最善の医療チームをつくることができる。

COMMENT

　この事例は，チーム医療を行なううえでのコーディネーターとしてのプロフェッショナルの姿がいきいきと描写されている。私にはたいへん心地よかった。

　プロフェッショナルの定義や要件にはそれぞれに意見があるようだが，チーム医療を行なううえでは，チームのメンバー集めや各メンバーに対する役割分担，適切な人材が不在のとき，その役割をどう埋めていくかなどのコーディネート機能がたいへん重要であると私は考える。

　専門看護師は，CLSより依頼を受けた時点から，予知・予期能力を発揮，役割分担や配役を考えながら，そして修正しながら台本を書いていく。もちろん，どう書けばよいかのマニュアルはない。その場に沿うように計画を立てたり，他のメンバーに立案を依頼したりしている。そして，適切な出演者がいないときには，「シジューニ！」「シジュウハチ！」などと自分が出演者として登場する。

　もちろん医療チームの真ん中は本人と家族である。家族の活用も十分に行なっている。予定表の作成など母親の自発的な活動も利用していた。患者・家族のコミットメントが多ければ多いほど，医療の満足度や納得の度合いも大きくなる。

　このいわば「特殊な困難事例」に対し，専門看護師は上手に台本を書き，「安定化」させ，取り扱いやすい，あるいはスタッフにとってもやりがいのあるものに改変しているのである。この役割はやはり，手術や薬物治療など，専ら生物学的な面を担当する医師にはなかなかできないもので，事例ベースで強くコミットする専門看護師ならではではないかと考える。私にはたいへんありがたく感じるものである。（大生）

第 V 章 実践の方向性を決めるエビデンスと研究結果を状況に投入

　看護実践が難渋したときに，患者へのケアの変更や修正を検討するが，そこにガイドラインを含むエビデンスや研究成果を用いる姿勢が，専門看護師のケア検討の重要な部分を占める。実践の方向性を決めるエビデンスと研究結果を状況に投入することは，看護ケアに広がりを与え，柔軟な対応を可能にしていく。

　エビデンスや研究成果と臨床をつなぐ役割が専門看護師にはあり，状況に応じて研究を応用し，個別性の高い看護実践を可能にしている。このケアの成果は患者のゴールを達成するだけではなく，患者を取り巻くシステムの変革，看護師の能力の向上を可能にしている。このため，専門看護師にはたゆまない学習と研究活動が求められる。

V 実践の方向性を決める
エビデンスと研究結果
を状況に投入

CASE 18

人工呼吸器離脱困難者が歩行する

☑ 実践
☑ コンサルテーション
☑ コーディネーション
☐ 倫理調整
☑ 教育
☐ 研究

急性・重症患者看護専門看護師
宇都宮明美

　食道を全摘し，胃管を再建，広範囲なリンパ節郭清術を受けた患者は，術後2日目に抜管されたが，誤嚥性肺炎となって再挿管され，再び人工呼吸器管理となった。その後，状態は改善し，挿管後8日目から人工呼吸器離脱のため，SIMV(同期式間欠的強制換気)からCPAP(持続気道陽圧)へと設定が変更となる。しかし，患者は2時間ほどすると呼吸回数が増加し，人工呼吸器の設定を戻すという状態が1週間続いていた。術後15日目，看護師から人工呼吸器からの離脱が進まないが，どのようにしたらよいかという相談が専門看護師に届いた。

　専門看護師は患者を訪問，観察し，彼の苦痛に耳を傾ける。その際専門看護師の頭脳はフル回転している。呼吸・循環状態を判断し，気道内分泌が多いが自己喀出が不十分で吸引が必要なこと，挿管チューブの苦痛が少なく，人工呼吸器に依存傾向があること，リハビリテーション後の疲労感やCPAPによる頻呼吸から呼吸筋の脆弱化が増大していると推論する。

　結論は，「呼吸筋の筋力低下と人工呼吸器への心理的な依存による人工呼吸器からの離脱困難」という看護診断となる。専門看護師は，呼吸筋の筋力を増強するためのトレーニングと，患者の不安への対応が必要と判断する。さらに，医師と話し，看護師に意見を求め，臨床工学士や理学療法士に説明し，これまで別々の場面で関わっていたチームメンバーを結集して，情報とゴールを共有する。そして，人工呼吸器を装着しながら患者は歩き始める。つまり，専門看護師は呼吸筋の強化と心理的な依存傾向の改善を「歩くこと」で成し遂げようと判断したのである。

Qさん　60代　男性会社員　食道がん
開胸開腹食道全摘出術胃管再建術
頸・胸・腹部3領域リンパ節郭清術

事前情報　術後2日目に抜管を実施したQさんは，抜管後より反回神経麻痺を認める。翌日には，呼吸困難感も強くなり，胸部X線上誤嚥性肺炎と診断され再挿管，人工呼吸器管理となった。

抗菌薬の使用，人工呼吸器管理により気道浄化がなされ，挿管後8日目には酸素化・肺炎の所見ともに改善した。このため，人工呼吸器からの離脱を試みた。しかし，SIMV PEEP（呼気終末時気道陽圧）5 PS5から日中はCPAP PEEP5 PS5に設定を変更するが，2時間ほどすると，呼吸回数が増加し，設定を戻すという状態が1週間続いていた。

術後15日目，専門看護師は担当看護師・リーダー看護師より，人工呼吸器からの離脱が進まない現状と今後のケアについての相談を受ける。

状況　【初回訪問時】

Qさんの胸部X線画像を確認するが，肺炎の所見は認めない。Qさんの意識は清明で，夜間は睡眠薬の使用で熟睡感はあった。筆談で挨拶する。

Qさんは挿管チューブへの違和感は強くないが，コミュニケーションがうまくとれないこと，口角から流涎があり，不快感が強いことを訴える。筆談で訴えをしようと一生懸命になると，呼吸回数が増加する。

CPAPトレーニングに関しては，「長くしているとしんどい」と筆談で伝える。離床に関しても自発的ではないが，座位は促すと30分程度は座っていることができるが，その後はぐったりとベッドにもたれかかる。

考えたこと

Qさんは肺実質の異常はないため，酸素化に関しては問題がないと考える。流涎が多く，気道内分泌物も多い。自己喀出ができないため，吸引が必要な状態である。挿管チューブや人工呼吸器に対する苦痛が少なく，むしろ呼吸のためには，人工呼吸器が必要だと思っている可能性も考えられる。

リハビリテーション後の疲労感やCPAP中の頻呼吸から，呼吸筋の脆弱化の可能性がある。また，分泌物を自己喀出するための筋力低下も考えられる。人工呼吸器の設定変更による離脱と併行して，Qさんの呼吸筋トレーニングを行なっていくことが必要である。

また，Qさん自身にリハビリテーションと離脱の必要性を理解してもらうことも重要と考える。

原則

- 人工呼吸器装着中は，抗重力筋が使用されないため，背筋群や大臀筋，また呼気運動に優位な腹筋の筋力低下もきたす。
- 人工呼吸器離脱中の筋力低下の場合，1回換気量が低下し，それを代償するように呼吸回数が増加する。
- リハビリテーションには患者の能動性が必要である。

短期目標を設定し，多職種チームで共有

状況 〈今後の方向性の検討〉

　　人工呼吸器の離脱を進めていくためには，呼吸器の設定の変更だけなく，患者の筋力の向上など多角的に進めていく必要がある。そのためには医師や看護師との意見交換だけでなく，多職種の連携が必要であると専門看護師は判断した。

〈外科医・集中治療医とのディスカッション〉

外科医●呼吸状態も安定しているし，人工呼吸器がはずれれば，病棟管理も可能と考えています。離脱に関してはICUの先生(集中治療医)に任せています。

集中治療医●人工呼吸器の離脱を進めていますが，呼吸器のサポートを中断すると，呼吸回数が上がってしまって……。長期使用によるものかと考えています。

専門看護師●私もそう思います。ただ，人工呼吸器の設定変更による離脱計画では限界があるので，呼吸筋力の強化を併行して行ないたいと思いますが，いかがでしょうか。

集中治療医●どんな方法かよくわからないけど，呼吸・循環状態は安定しているので，専門看護師にそこはお任せしますよ。

考えたこと
　Qさんの呼吸・循環状態は安定しており，人工呼吸器離脱を当面の目標にすることを共有する必要がある。

原則
　長期人工呼吸器装着患者は，人工呼吸器の設定変更に加えて，呼吸器リハビリテーションを併用することが離脱プロセスには有効である。

状況 〈看護師とのディスカッション〉

専門看護師●Qさんの離脱に関して，なかなか進まないようですね。

看護師●そうなんです。呼吸回数が増えてしまうんですよね。リハビリは理学療法士さんと立位までしているのですが。長期臥床による筋力低下が影響しているのではないでしょうか。

専門看護師●人工呼吸器の離脱とリハビリテーションを別に考えるのではなく，多職種医療チームで関わっていくのがいいと思います。

看護師●多職種が関わっていると思いますが。

専門看護師●Qさんに多くの医療者は関わっているけど，別々の場面で関わっているので，同じ場面で情報とゴールを共有することが必要だと思います。多職種カンファレンスを開きましょう。

看護師●では，声をかけていきます。

考えたこと
　多職種医療チームとは，患者さんの周りにただ多職種の医療者が存在していることではなく，ゴールを共有し，役割分担をして，患者さんのアウトカムを高める集学的な協働体である。

原則
　多職種医療チームが機能的に活動するためには，機会をみつけて，合同カンファレンスを実施することが有効である。

| 状況 | 【多職種カンファレンス】 |

（医師・看護師・理学療法士・臨床工学技士・専門看護師が参加）

看護師●今日はQさんの人工呼吸器離脱計画についてカンファレンスをします。

医師●病態的には肺炎も改善し，人工呼吸器からの離脱は可能と考えるが，長期使用による呼吸筋力の低下の影響で，人工呼吸器のサポートをなくしてしまうともたないと思う。

臨床工学技士●呼吸器のサポートといっても，ほとんどしていないのに等しいですけどね。

看護師●精神的なこともあり，不安があると思います。

理学療法士●立位は行なえるようになりましたが，腹筋はかなり低下しています。

専門看護師●人工呼吸器の設定変更に固執せず，まずは呼吸予備能力を蓄えていくことが必要かと思います。リハビリテーションも，呼吸の安定を図って実施することが必要ではないでしょうか。

　具体的には，呼吸に関する二重負荷を回避し，まずは筋力を回復するために，人工呼吸器を装着のまま歩行訓練をしてはどうかと思います。

理学療法士●いいですね。歩行することは，腹筋や横隔膜運動にも効果的だと思います。

臨床工学技士●歩行時に使用する携帯用人工呼吸器の準備は可能です。

専門看護師●Qさんへの教育も必要ですね。

考えたこと
　各職種が自由に発言し，医療チームのメンバーとしての認識を高める。また，互いの専門性を尊重しながら協働のシステムを構築する。
　人工呼吸器を装着した状態での歩行訓練の実施に向けて，それぞれの役割を確認していくことは重要である。

原則
　コラボレーションの基本的要素は，専門性を尊重しながら補完的に役割を果たすことである。

患者にリハビリの必要性と方向性を示す

| 状況 | 【Qさんとの面談】 |

　筆談用のホワイトボードを使用し話をする。

専門看護師●いま，呼吸は苦しくないですか。

Qさん●大丈夫です。でも，管が入っているので，話ができないのが不自由。

専門看護師●不自由ですよね。口の管をなるべく早く抜くお手伝いを看護師やみんなでしたいと思っていますが，何よりもQさん自身にがんばっていただかなくてはいけません。

Qさん●何をがんばるの？

専門看護師●歩行訓練です。呼吸が苦しくないように，人工呼吸器をつけながら歩きます。歩くことで体力がついたら，今よりも呼吸が楽になり，人工呼吸器も必要なくなります。がんばれそうですか。

Qさん●がんばってみる。

考えたこと
　歩行訓練に向けて，Qさんにリハビリテーションの必要性の説明を行なう必要がある。
　リハビリテーションの目的や今後の予定を示し，患者の納得とアドヒアランス行

動を促進することが必要と考える。
　また，多くの医療職者が，Qさんのリハビリテーションの安全と効果を支えていることを伝えることが重要である。

原則
リハビリテーションの方向性などを説明することも看護の役割である。

状況　【その後の経過】
　Qさんはカンファレンスの翌日から，人工呼吸器を装着して歩行訓練が開始となった。看護師は挿管チューブの保持，全身状態の変化の観察，理学療法士は歩行補助，臨床工学技士は人工呼吸器の準備と歩行時の付き添いの担当として，時間を決めて全員が集合し実施した。初回歩行は50 mからスタートした。患者も意欲的に歩行器を使用しながら実施した。歩行訓練開始後，5日目には24時間CPAPで経過し，1週間後には抜管に至った。

極意と秘訣

患者のケアや治療プロセスが停滞したときが，コーディネーション・コラボレーションのタイミングといえる。長期人工呼吸器装着による呼吸筋の脆弱化からの離脱困難事例に対して，通常の人工呼吸器設定変更による離脱計画やリハビリテーションの計画では，離脱・抜管という結果に導くことはできない。多職種が同じ目標で，役割を分担しながら介入していくことが効果的かつ効率的といえる。各専門職の専門性を最大限発揮できるように調整することが，専門看護師の専門性といえるだろう。

そのためには，常に患者を取り巻く環境を知ること，日頃からリソースとなる医療職者とのコミュニケーションがとれていることが必要である。

また，病態判断と離脱を困難にしている身体状況の原因追究，人工呼吸器の離脱，離床，リハビリテーションを個別にとらえるのではなく，複合的アプローチという思考が必要である。看護計画を超えた計画が多職種カンファレンスでは生まれる。各専門職のエッセンスを取り入れたプランが大きな成果を導き出す。

COMMENT

専門看護師がチーム医療においてリーダーシップを十分に発揮している。各職種の専門性を尊重しながら補完的に役割を果たすべく，それぞれの職種からの「自発的(実は専門看護師から誘発された)」な関わりを引き出している様子が示されている。専門看護師も述べているように多職種医療チームは，「患者さんの周りにただ多職種の医療者が存在していることではなく，ゴールを共有し，役割分担をして，患者さんのアウトカムを高める集学的な協働体」であるべきなのである。このような専門看護師の実践は，チーム医療の推進の基盤である，組織風土の変革に直接につながる。

専門性をもった多職種間に，教育的な配慮があり，連携があれば，ケアの質の向上だけではなく，患者安全・医療安全にも大いに貢献する。専門看護師の活動は，組織の望ましい意識向上にも役立つものと考える。そして，このような活動を行なえるということは，管理者としても重要な資質である。

もう一つ，この事例で感銘を受けたのは，専門看護師の呼吸管理・術後管理のスペシャリストとしての柔軟な対応である。歩行訓練を呼吸器を装着しながら行なうというアイデアである。いったん方針が決まると，あくまでも，それを追求し続けていくというあり方は私たちにありがちな落とし穴である。専門看護師の行なった，いったん視野を大きく戻し，患者全体を眺め直して，抗重力筋，背筋群や大臀筋，腹筋などにも配慮していく姿勢は，「木」も「森」も両方見る，プロフェッショナルに大変重要なコンピテンシーではないかと考える。(大生)

V 実践の方向性を決めるエビデンスと研究結果を状況に投入　CASE 19

急性状態にある精神疾患患者への治療様式としての「接近法と全身清拭」

- ☑ 実践
- ☐ コンサルテーション
- ☑ コーディネーション
- ☑ 倫理調整
- ☑ 教育
- ☐ 研究

精神看護専門看護師
大橋明子

　幻覚・妄想があり，興奮して暴力リスクが高く身体拘束され，大量の抗精神病薬が投与されている患者に，専門看護師が接近し，話しかけ，触れ，抑制をはずし，全身清拭をする。患者は興奮がおさまり，甘いものを要求して食べ，落ち着いて入眠する。

　専門看護師は，大量のハロペリドール投与による身体の変調を予測し，「減弱した自我機能」へのケアを考える。これには，安全な方法で接近し，身体に触れる。そして，患者の現実感覚を強化するケアが必要とアセスメントする。

　事例では，患者を脅かさない接近法，病室で専門看護師の立つ位置，声のトーンや話す内容が説明される。どのような部位から抑制をはずし，どのように清拭をしていくことが自我機能の強化につながるのか，抗精神病薬の副作用はどの程度か，そして今まで患者が自覚することのなかった空腹や眠気の意味を説明する。看護ケアがまさに治療様式となっていることがわかる事例である。（井部）

Rさん　20代　男性　妄想型統合失調症

　専門看護師は看護部長直属の独立ポジションにあり，組織横断的に活動している。定期的な病棟の申し送りやラウンドを行なっていたところ，入院してきたRさんに会い，申し送りにおいて，Rさんに対するケアが困難であることを聞いた。

事前情報　暴力リスクの高いRさんは，四肢，体幹拘束のうえ，入院してきた。入院後も著しい興奮があり，受け持ち看護師の指示に応じることができず，持続点滴による抗精神病薬（ハロペリドール5 mg×4と夜間にロヒプノール2 mg×1）の投与と，隔離・身体拘束が開始された。

　入院当初より，対応に多人数を必要とし，また受け持ち看護師より「入眠した状態（鎮静）でないとケアができない」「接するのが怖い。いつまでこの状態なのか」との話があった。入院後1週間が経過するがRさんの状態は改善していない。

　Rさんは，高校生のときに被害関係妄想の症状で発症した。当初は自宅に引きこもり，通学，通院することができず，約半年後，妄想による興奮，母親への暴力があり，精神科病院に医療保護入院をした。退院後，しばらくは落ち着いていたが，自宅で過ごすことが多く，服薬も不規則であった。

　今回の入院の1か月ほど前から，大声で叫ぶことが増え，自宅外に飛び出し，通行人に殴りかかるなどの行動があったため，警察に通報があり，保護され，精神科病院に入院となった。血液データから軽度の脱水と低カリウム血症が見られた。入院当初から食事は全く摂取できず，身体は汚染し，頭髪や髭の手入れもできていなかった。暴言はあるが，拘束されているため，身体的暴力はない。

事前情報から考えたこと

・ハロペリドールが最大量投与され，脱水や低栄養，電解質不均衡から，不整脈を含めた重篤な副作用が惹起されることが懸念される。

・被害的な幻覚・妄想と強い精神運動興奮によって暴力発生が高リスクとなっている。

・暴力リスクが高い場合には，不要な身体接触は避けるべきだが，フィジカルアセスメントと栄養状態の改善，清潔保持，また幻覚・妄想といった減弱した自我機能へのケアには，安全な方法で接近し，身体に触れることでアセスメントを行ない，Rさんの現実感覚を強化することが急務である。

物理的・心理的距離を測りながら接触する

原則

- ハロペリドール5 mgは，クロルプロマジン換算値1000 mgとなる。一般にクロルプロマジン換算値1000 mg以上を大量投与といい，急性期ではこれ以下の容量が望ましいといわれている。
- 攻撃性，暴力のリスクがあり，興奮している対象への心理的介入として，「ディエスカレーション法」が推奨されている。ディエスカレーション法の1つとして，「警告なしに相手に触れたり，接近しない」という原則があり，興奮・攻撃性への対応としてガイドラインとなっている[1]。

状況　【1回目：受け持ち看護師と同行して面接】

専門看護師　(図1の位置から)Rさん，失礼します。看護師です。お部屋に入らせていただきます。

図1　　　　　　　　　　　　　　　　図2

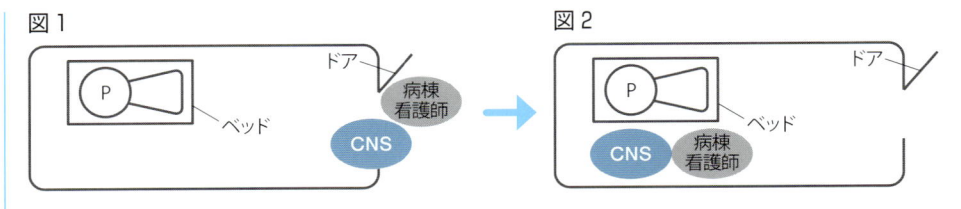

Rさん●……。

　Rさんはちらっと専門看護師を見るが，すぐに天井を見つめ，独語をする。ときどき，全身に力を入れている。軽度の発汗が見られる。専門看護師は，頭部付近で患者の手が届かない位置に立ち(**図2**)，低い声で自己紹介をする。

考えたこと

　まずは専門看護師が存在を示して，Rさんの反応を見てみる。物理的距離をとって，興奮や幻覚・妄想が助長されなければ，近づいてみる。
　Rさんは，こちらの存在がわかった様子である。警戒はしているが，拒否は示していない。何かを見つめ聞き入る動作から，幻聴に強く支配されていると考えられる。幻覚や妄想よりも，こちらの話に注意関心が向けられるように声かけをする。
　また，周囲を警戒し，被害的になっているため，こちらが安全な者であるということを理解してもらえるように振る舞い，態度に注意する。
　そのために，反応を見ながらゆっくり近づいていく。

原則

　ゆっくりと移動し，急な動作を行なわない。体の動きは最小限にし，身振り手振りが多すぎることや，そわそわと体をゆすったり，体重を移動するのを避ける[1]。

状況

専門看護師●こんにちは。看護師です。
Rさん●(Rさんは驚いた様子で振り返る。すぐに苦痛な表情をして)はずしてくれ，嫌がらせするんだろ。
　Rさんの視点は定まらず，こちらと天井を繰り返し見て，天井に向けては「何をするんだ！」などと唐突に叫ぶため，会話が続かない。
専門看護師●(手を振り注目を促して)嫌がらせされているんですね。必ず助けます，お手伝いをさせてください。また明日来ますね。

考えたこと

　専門看護師が近づいてきたことで，Rさんは少し被害妄想的に反応している。しかし，身体拘束の不快な感覚は正確に表現できている。幻覚・妄想の体験と現実的な体験が混在し，区別がついていない。
　今日のところは，この程度の距離を取ることが安全だろう。
　Rさんには，幻聴や妄想から注意をそらすための現実的な刺激が必要である。わかりやすい視覚，聴覚へのサインを提示し，こちらに注目を促す。その反応から，幻覚・妄想が患者をコントロールしているレベルを測る。

原則

　患者の味方であることを強調し，現実を提示していく[2]。

顔見知りの看護師による心地よいケアの提供

状況　【2回目：病棟看護師と直接ケアを行なう】

　昨日の面接後の様子をカルテから情報収集する。幻覚・妄想，興奮が著明で，抗精

19　急性状態にある精神疾患患者への治療様式としての「接近法と全身清拭」

神病薬の持続点滴が継続実施されていた。夜間も睡眠が得られていなかった。朝方より，呂律不良，流涎，全身の軽度発汗が見られはじめていた。
　身体状態の観察と身体に触れるケア（清拭）の準備をする。患者の病室に行き，昨日の同様の位置から入室をする。

考えたこと
発汗など，抗精神病薬の副作用が見られはじめている。ケアを受け入れてもらえれば，直接身体に触れてフィジカルアセスメントを行ない，経口摂取を勧める。これ以上の身体状態の悪化を防ぎたい。

状況
専門看護師●こんにちは。看護師です。昨日来ましたが，覚えていますか？
患者●あぁ……。○×△……（意味不明な言動が続き，ちらりと専門看護師の顔を見る）
専門看護師●（患者の頭部付近まで近づき）今日はお身体をきれいにしに来ました。いいですか？
Rさん●いいよ。（無表情に返事をして，すぐに表情が険しくなり，上を見て「だまれ!!」と大声を出す）
専門看護師●私のお話を聞いてくださいね。このベルト（身体拘束）を1つずつはずします。（と言いながら，身体拘束がされている手とベルトに軽く触れる）
Rさん●……。（表情に変化なし）
専門看護師●嫌な声が聞こえても，殴ったり蹴ったりしないでくださいね。
Rさん●わかったよ。早くやって。はずして。

考えたこと
こちらの声かけに肯定的な反応がある。Rさんは，直接に触れることを提示しても，受け入れてくれているから，身体に触れても大丈夫だろう。
　直接身体に触れることは大きな刺激である。触れる前に何をするのかを伝え，それを了承してもらい，不安が助長されないように配慮する。まずは少し触れて，反応をみる。

原則
話しかける場合には，はっきりと患者に伝わるような言葉でなくてはならない。曖昧さを避ける[2]。

状況　右手に実施されている身体拘束をはずし，右上半身のみ脱衣をし，手指から右上肢，右上半身の順で清拭を行なう。
　右上半身を清拭中は，常に患者の右手を軽く握る。
専門看護師●背中にタオルをおきましたよ。今，手を拭きました。きれいになりましたね。（と声かけを継続する）
　このように部分的な身体拘束の解除と声かけを継続しながら，全身の清拭を終える。

考えたこと
事前に知らせ，触れているところを目で見て確認できれば，直接身体に触れることは大丈夫そうである。患者が見て確認できるところから清拭を始めてみる。
　高暴力リスクを回避するため，身体拘束は部分的に解除[注1]していく。解除した

注1　解除……患者の隔離その他の行動の制限は，指定医が必要と認める場合でなければ行なうことができない（精神保健福祉法　第36条第3項）。トイレ，入浴等の日常生活上欠くことのできない行動の際の短時間の解除および拘束再開については指定医の判断による必要がない（平成13年6月11日，東京都衛生局医療福祉部精神保健福祉課医療施設指導担当係が厚生労働省に疑義照会した回答）。

部位は，安全かつ不快のない徒手的拘束[註2]を行なってみる。
　幻覚・妄想によって歪んだ身体知覚や時間の感覚を整え，現実的で健康的な知覚を取り戻すために，今行なっていることを明確な言葉で説明する。また，快適な刺激を与え，その自覚を促すことで，興奮を治め，また看護師との信頼関係も深める。

状況　妄想言辞はあったが，興奮や暴力はなく終えた。清拭をしながら，じっとりとした発汗があり，軽度の筋緊張があることがわかった。聞き取れないほどの呂律不良や流涎はなく，患者は不快や苦痛を感じていなかった。

考えたこと　発汗，筋緊張は，抗精神病薬の副作用と考えられる。発熱はないため，悪性症候群などの重篤な副作用ではない。しかし，体力が消耗し，適切な栄養状態ではないため，重篤化するリスクはある。

状況　その後，「お菓子を食べたい」と話すので，本人希望のお菓子を介助で摂取した。
専門看護師　おいしいですか？　何味ですか？
Rさん　おいしい，もっとちょうだい。甘いよ，チョコレートだよ。
　食べている間は，幻聴に聞き入る様子はなかった。お菓子を摂取後，次回訪室する日時の約束を確認し，退室した。その後，患者は1時間ほどの午睡をした。

考えたこと　今まで自覚できなかった空腹や眠気を感じている。正常な身体知覚を取り戻しつつあると考えられる。

【引用・参考文献】
1）日本精神科救急学会：精神科救急ガイドライン(1)，2009.
2）阿保順子，佐久間えりか編：統合失調症急性期看護マニュアル．すぴか書房，2004.

註2　徒手的拘束……手と関節を押さえることにより，攻撃者の動きを抑制し，安全に移動する方法．

極意と秘訣

　精神運動興奮や幻覚・妄想が激しくある患者に対して，安全な距離を保つ，不要な接触は控えるということは基本原則である。しかし，それでは顕著な精神症状があって，生命維持のための基本的生活行動が破綻している患者を守ることはできない。

　では，その原則を超えて患者の身体に触れ，生命を守るにはどうすればよいのか。そのポイントの1つ目は，症状の重症度や激しさを目前にして不安になるのではなく，冷静にその状態を見極めることである。そして，そのような症状がある背景には，患者がどのような体験をしているのかを推察し，思いをめぐらせ，体験している患者の気持ちを汲み取る理解やアセスメントが必要である。

　2つ目は，「警告なし」「不用意」に触れないことである。直接患者の身体に触れることだけではなく，患者に近づくときも不用意であってはならない。少しずつ，ゆっくりと，そして反応を確認しながらタイミングに合わせて患者のパーソナルスペースに入っていく。また，明確な表現と短いセンテンスを用いれば，患者に正確に伝わる。

　そして身体に触れるという刺激が，安楽で快適なものであることも重要である。刺激が痛みであったり過度であると，幻覚・妄想で体験している侵入感や恐怖体験と変わらない。こころの静穏化を促し，幻覚・妄想から現実に視点を変化させていくには，病気で体験しているものより快適で魅力のあるものを提供することが秘訣である。

COMMENT

　精神疾患，それも急性期の患者は身体科の医療職にとって，本当にブラックボックスである。そのブラックボックスの扉を十分に注意を払いながら，短く，はっきりとした，そしてゆっくりとした刺激から，徐々に反応を見ながら，ステップアップして開いていく様子が，暗い闇から明るい光が差し込んでいくように描写されている。

　ケアには種々の原則があるのだが，それは常時通用するものではない。精神疾患では，高度に個別的でその適用範囲をわきまえることが重要である。この試行錯誤の経験の引き出しをどれくらいもっているか，次のステップへの決断をどう踏み出すかが専門看護師の判断の核心部分なのであろう。

　ケアのなかで，人間のもつ五感あるいはそれ以上の多種の感覚モダリティを総動員して，患者に現実感覚をもたせていく方向性は，特に神経障害のある人々のリハビリ(生活を取り戻す)と共通するものである。読者とともに精神看護専門看護師の面白さ・素晴らしさを共有したい。(大生)

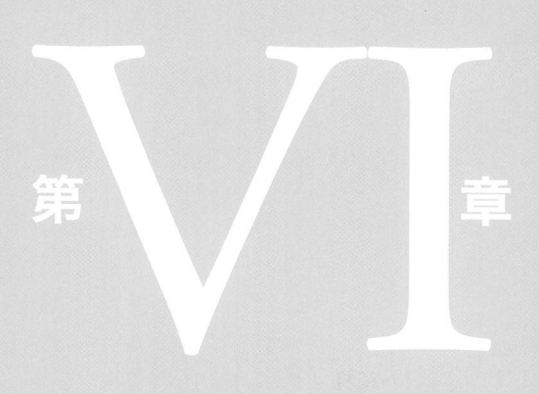

第VI章 多様な健康・疾病マネジメント

　専門看護師は患者や家族との会話のなかから，患者の意向や希望を読み取り，それを叶えるように環境やケアの方向性を修正していく。これは意思決定支援のケアの1つといえる。意思決定支援とは，患者や家族が物事を決めるときに，患者や家族の意向をただ聞くのではなく，患者の意思決定能力をアセスメント（意思決定ができない場合には代理意思決定者と相談）しながら，情報を提供し自律を促し，意思決定時には意思決定者を支えるケアを実践する遂行力も含まれる。

　患者の決定はその価値観に大きく影響される。そのため，患者の意向は画一的ではない。また，患者への生活や健康に対する理解の深さが，病院や医療の場にとどまらず，患者・家族のQOL向上へ貢献することにつながる。専門看護師は患者の意向に対応し，専門看護師の思考や実践を多様に変化させて，患者や家族のQOLや価値観を尊重した治療・療養環境をつくり出す。

Ⅵ 多様な健康・疾病マネジメント CASE 20

高血糖状態にあるがん患者への「あえて食べること」の選択

☑ 実践
☑ コンサルテーション
☐ コーディネーション
☐ 倫理調整
☑ 教育
☐ 研究

慢性疾患看護専門看護師
米田昭子

　過去に治療を中断したことのある糖尿病患者が高血糖をきたして入院してくると，食事を中心とした生活調整や薬物療法で血糖コントロールを行ない，退院後のセルフケアの確立を図るのが通常のパターンであろう。看護過程における看護目標は，血糖コントロールとセルフケアの確立ということになる。目標達成のための方法は，食事を中心とした生活調整，薬物療法などのセルフケアの修得ということになる。

　しかし，本事例で専門看護師は，「目標」の変更を行なった。「高血糖はインスリン療法で改善される見通し」のもとに，「患者の不安の軽減」と「倦怠感や口渇の改善」へと切り替えたのである。そして，「あえて食べること」を選択し，インスリン療法に伴う血糖測定やインスリン注射は看護師が行なうことにした。患者が，ずっと我慢していた「つるん」と食べられる食品を聞き出して，専門看護師が売店に買いに行く場面が秀逸である。（井部）

Sさん 40代男性 妻と2人暮らし
S状結腸がん 多発肝転移(Stage Ⅳ) 2型糖尿病

事前情報 Sさんは30代後半のときに2型糖尿病と診断され，血糖降下剤の処方を受けたが，体調に変化がないため，通院を中断した。その1年後，S状結腸がんが見つかり，切除術後，化学療法を受けた。退院後も，外来で化学療法(FOLFOX)を受けていた。

3か月後，化学療法の変更(セツキシマブ)のため入院した。入院時の血糖は500 mg/dL，HbA1c 11%となり，インスリン療法が導入された。化学療法による味覚障害のために食欲がなく，両手に痺れがあり，体重が1か月ほどで5～6 kg減り，歩くとぐったりするような体調であった。

そのなかでのインスリン自己注射，血糖自己測定導入は，どのように指導していけ ばよいかと，入院4日目に外科病棟看護師(以下，病棟看護師)から，専門看護師へ相談があった。指示されたインスリン療法は，食事直前に超速効型，眠前に持効型を用いる強化療法であった。

医師からは，今回の高血糖と肝転移との関連はないといわれている。化学療法の薬剤変更を医師から説明され，Sさんは「ショックだ。今度は効いてほしい」「体力低下を改善するために栄養をとりたい」と思っている。

専門看護師は看護相談室(外来部門における慢性疾患患者へのケアの相談・サポートの場)の責任者である。同時に，病棟も含む院内のケアの相談を電話やメールなどで随時受けていた。

セルフケア導入に向け，患者の状態をアセスメント

状況 〈昼前の注射時に関わる〉

Sさんは右側臥位で，腕枕で寝ている。目を閉じ，顔色がよくない。足先，手先の皮膚の色も不良で，色素沈着がある。

専門看護師●体調はいかがですか？ 今，お話ししてもよろしいですか？ (と，患者の準備状態を確認した)

Sさん●いいよ。CVポートが入っていてかったるい。喉が渇くけど，トイレに行くことになるのであまり飲めない。

専門看護師●インスリン注射をしていくことになりましたが，どうですか？

Sさん●血糖値をよくしたい。自分には必要だよね。

専門看護師●そうですね。一緒にやっていきましょう。

考えたこと
Sさんは，表情がさえない。化学療法を受けていることもあり，高血糖で倦怠感も強いのだろう。皮膚の色素沈着は化学療法の影響だろうか。今は，誰も寄せつけたくないようだ。余裕がないように見える。

インスリン自己注射や血糖自己測定ができるのだろうか。今が，指導のタイミングだろうか。Sさんと相談しよう。

排尿の負担が解決できれば，水分をとったほうが高血糖もそれに伴うだるさも和らぐのだが，これについては，今は具体的な提案は控えておこう。

> **keyword** 強化インスリン療法

第VI章　多様な健康・疾病マネジメント

　　　　インスリンの頻回注射療法，または持続皮下インスリン注入療法に血糖自己測定を併用し，医師の指示に従い，患者自身がインスリン注射量を決められた範囲内で調節しながら，良好な血糖コントロールをめざす治療法である。

状況　〈インスリン自己注射や血糖測定の練習の相談と低血糖対策〉

　病棟看護師が，妻への指導を専門看護師に確認する。Sさんに，家族への指導について相談すると，「マニュアルがあるから大丈夫。自分から伝える」というので，まず，本人だけに指導することとした。Sさんは臥位のままで血糖測定を受け，測定結果(320 mg/dL)に対し，「まだ高い」と評価する。専門看護師がインスリンペンの操作方法を説明しながら準備し，Sさんが差し出した左腕に注射した。「初心者が自分で注射するときには，見えやすくて痛みの少ないおなかがいいですよ」と伝えた。

　配膳された昼食は焼きそばであった。Sさんは，食べられないことを病棟看護師に意思表示する。外科医が処方している「エンシュアリキッドを飲んで対処する」という。

　血糖値は高いが，低血糖の可能性がゼロではない。専門看護師は，摂取量と食べた内容の確認を病棟看護師に伝え，ブドウ糖を病棟に準備するよう助言する。Sさんには，低血糖の誘因，症状の現れ方，対処方法を説明した。

考えたこと

　ベッド周りが散らかっているのをみると，妻は面会に来ていないようだ。Sさんと妻の関係はどうなのだろう？

　Sさんの状態では，退院後，自己注射が困難なこともありそうだが，協力は可能だろうか？　Sさんは自分で意思決定をする力のある人である。Sさんの意向をまず確認しよう。

　血糖値が 320 mg/dL で，超速効型インスリン製剤 4 単位の注射では，ほとんど食べなくても低血糖をきたす危険は少ないだろう。しかし，インスリン療法には低血糖の危険を伴うことを，Sさんにも病棟看護師にも理解してもらうことは大切である。インスリン注射後の体調と食事への気遣いをもってもらいたい。

状況　〈夕方の注射時に関わる——インスリン自己注射と血糖測定を再指導〉

　Sさんは，昼間と同じ姿勢で寝ていた。「今はかったるくって。説明だけ聞く」という。専門看護師は「昼間に聞いていただいたので，今はいいですよ。血糖測定も，インスリン注射もこちらでします」と伝えた。血糖値は 209 mg/dL。それを伝えると「少し下がったね」と，Sさんは昼間の値と比べる。

　専門看護師は，「インスリン注射開始で，少しずつ血糖が改善していきます」と血糖の変化についての見通しを伝え，「血糖が下がれば，喉が渇くのもだるさも和らぐことが期待できます」と予測する症状の変化を説明した。インスリン注射は，病棟看護師が準備し，左腕に行なった。

考えたこと

　Sさんには自己注射にこだわらず，体調をとらえて，自己注射と病棟看護師の注射をミックスさせていく方法でやってもらおう。

原則

糖尿病患者教育の基本

　食事や身体活動など，ライフスタイルの改善が必要となる。食事・運動療法の基本なくして，糖尿病をもつ人の健康管理は不可能である。

体力をつけるために「食べる」に方針転換

状況 〈インスリン注射後,食べるものを検討〉

夕食は,食パンと和風のおかずである。Sさんは,「少しおなかがすいてきた」と言っていたが,病院食を下げさせ,高血糖になったのは,甘いものばかりをとっていたことが関係していると,入院前の生活を専門看護師に話し始めた。

「甘いものなら食べられますか? どのようなものなら食べられますか? 体力をつけるためにもカロリーは必要です。高くなった血糖はインスリン療法で治療します」と専門看護師は伝えた。

考えたこと 今は,甘いものは血糖を上げるものというとらえ方ではなく,体力をつけるために患者さんにとって食べやすいもの,食べたいと思うものについて尋ねた。

状況 「果物,アイス,ヨーグルト,ゼリーとかね」とSさん。
「つるんって入っていくものですね」と専門看護師は返した。
「お茶かお水しかだめなの? おせんべいが食べたい」と,好みのものを言うSさん。

考えたこと うれしい。Sさんが食べたいものを教えてくれた。
Sさんは,食欲がないなかでも食べたいものはあった。しかし,高血糖を理由にずっと我慢を強いられていたんだ。

状況 「今は,食べたいものを食べて,体力をつけましょう。ただ,ジュース類は血糖が上がりやすいので摂取量を注意しましょう」と,売店で希望のものを買ってくることを申し出た。

Sさんは起き上がって,専門看護師が買ってきたヨーグルトを一気に食べた。今まで,右側臥位でぐったりとしていたが,はじめて起き上がった姿勢を見た。そして,せんべいの包装を見て,「食べたかったんだ」とうれしそうな表情を浮かべた。Sさんは枕元にせんべいの袋を置いて,再び横になった。

「ポカリスエットは,水分補給に飲みましょう。一度にたくさん飲むと高血糖になるので,少しずつですよ。水で薄めるのもよいです」と助言した。

考えたこと 単に,ジュース類を飲んではだめ,という指導ではなく,高血糖をきたさない摂取方法を専門家として具体的に提案する。

状況 Sさんは,「使って悪いね」「ヨーグルト食べてもいい許可が出てよかったよ」と,ほっとした表情を見せた。

考えたこと このほっとした表情を見て,Sさんは緊張していたんだ,ということがわかった。

状況 〈病棟看護師への関わり〉

病棟看護師に,Sさんがヨーグルトを一気に食べたことを伝えた。食事内容について,栄養科に相談して,ゼリー,ヨーグルトをつけてもらうよう調整してはどうか,今は食への

援助が必要なときとアドバイスした。

　また，糖尿病だから"間食は禁止"という考え方ではなく，今は食べられるものを食べて体力をつけること，糖質は血糖を上昇させるが，インスリン強化療法の導入で，食後の高血糖と基礎分泌に相当するインスリン補給が可能となったこと，インスリン量を随時増やして調整するので，これ以上の危険な高血糖はきたさないだろうと，治療と療養をつなげて説明した。

　血糖が著しく高くなれば，患者さんも食べすぎだと気づく。それを病棟看護師と患者が一緒に確認するというケアを提案した。

　病棟看護師のこうした行動によって，患者さんは食べてはいけない，高血糖になる，でも，普通の食事も食べられず体力が低下している，からだがきつい，という緊張状態から解放され，安心し，安楽をもたらすことが期待できる。

考えたこと　食べても安全であると，病棟看護師にも理解してもらいたい。今，Ｓさんに必要なケアの方向性を共有したい。

状況　その後，インスリン強化療法により血糖値は徐々に改善し，病院食もＳさんが食べやすいものをつけてもらえるようになった。Ｓさんもせんべいを食べて，時に高血糖になると，「あんまり食べ過ぎてもいけないのかな」と考えながら食べるようになった。専門看護師が関わって4日後には，だるさ，喉の渇きが改善され，少しずつ動けるようになった。Ｓさんは，新しい化学療法に向き合っていく「かまえ」ができた。

極意と秘訣

　高血糖状態にある糖尿病患者への療養指導の原則は，高血糖を改善するための生活調整(特に食事)である。また，通院を中断した経験をもつ患者に対しては，中断の理由を問い，それを明らかにし，中断により高血糖が続き深刻な合併症をきたすといったことの再教育を計画する。

　しかし，本事例では，進行したがんの並存状態で，新たな抗がん剤治療を受けるために入院したという状況であり，それに立ち向かっていくためのエネルギーを得ることも大切であった。

　高血糖は強化インスリン療法によって，少しずつ改善されるという見通しを立て，患者が体調不良，食事制限，新たな抗がん剤治療の効果への不安，高血糖への心配という緊張のなかに身をおいていることをとらえ，どういった方向に向かって，今，何をすることが患者の手助けになるのかを思考し，実践した。

　ポイントの1つ目は，高血糖＝食べてはいけないと，ステレオタイプ的にとらえずに，柔軟に状況を見極めることである。2つ目は，治療中断＝糖尿病の合併症に関する再教育という伝統的な看護のありようから解放されることである。つまり気にはかけるが，ここではそのことは置いておく。

　3つ目は，自己注射，血糖自己測定といった手技の獲得を目標にするのではなく，インスリン療法が体調を整えるという意味を患者が理解できるように助けることである。したがって，指導後は，必ずしも患者自身が注射をすることを求めず，状況によって相談しながらスタイルを変えていく。これは，血糖が改善していくプロセスをともに味わいながら，回復を一緒に感じていくことにつながる。

　4つ目は，常に患者の意思を確認し，患者にとっての意味を考える。これらが秘訣である。

COMMENT

　本当のプロは柔軟である！
　ステレオタイプな思考あるいは厳格な原則至上主義ではなく，現実に立脚し，何が重要かをまず第一に考慮している。糖尿病管理を本当に熟知しているから，一見通常の糖尿病管理に合わないようなことを平気でやって見せている。
　また，何気なく，いろいろな情報から，患者の意思や意味づけを敏感に感じとっている。例えばベッドサイドの整理状態や患者の姿勢，ちょっとした言葉の調子などから，専門看護師の考えたことをなぞってほしい。これも豊富な経験や自信に裏打ちされているのであろう。
　本当のプロフェッショナルかどうかは，その場にふさわしい形にトランスフォーム・具現化できるかどうかにかかっていると私は思う。患者の心や体のありよう，変化に応じた対応，素晴らしいプロ根性である。(大生)

VI 多様な健康・疾病マネジメント　CASE 21

がん末期患者の「家に帰りたい」思いを叶えるための調整力

☑ 実践
☐ コンサルテーション
☑ コーディネーション
☑ 倫理調整
☐ 教育
☐ 研究

がん看護専門看護師
田代真理

　今回の報告で登場する専門看護師のキーワードは,「がん末期患者の"家に帰りたい"思いを叶える調整力」であろう。

　「猫の世話をしたい」と家に帰ることを希望する胃がんの終末期にある女性を支えるには,「娘」と「叔母」がキーパーソンであることを初回面接で確認する。

　専門看護師の調整機能は随所で発揮される。家に帰っても治療が継続するように調整する,日中は患者が1人で暮らせるように調整する,娘の覚悟ができるように叔母との関係を調整する,訪問して間取りを確認して寝室を調整する,疼痛コントロールのやり方を調整する,そして医師やケアマネジャーとの関わり方も調整する。

　専門看護師がさまざまな「調整」を重層的に行なうことで,患者は,家で猫の世話をしながら生活することができる。(井部)

　Tさん　70代前半　女性　胃がん,肝転移(末期状態)

事前情報　Tさんは夫の死後,娘(40代)と2人暮らしをしている。長男家族は他県に住んでいる。Tさんは医師から「胃がんのため外来化学療法を実施してきましたが,副作用のため,体力がつくまで治療を中止しましょう」と説明を受けている。一方,家族は「胃がんの終末期で予後は2か月程度です。今後は緩和ケア中心にしましょう」と,予後告知を受けている。

　今回,Tさんの退院にあたって,専門看護師が勤める訪問看護ステーションに病院の医療連携室より訪問看護依頼があり,がんのケースであることから専門看護師が主担当として紹介時から受け持つこととなった。

在宅への家族の不安に向き合う

状況　　Tさんは、1か月前にイレウスによる食欲低下と胃〜右腹部の疼痛コントロールのため緊急入院したが、中心静脈ポートからの輸液とオピオイド導入で症状は安定した。点滴台を押しながら介助なしでトイレ歩行ができ、食事も3分粥食を楽しむ程度にまで摂取できるようになった。Tさんが「猫の世話をしたい」と在宅療養を希望しており、疼痛管理を含めた終末期ケア、点滴管理、家族ケアのため、訪問看護への依頼があった。

考えたこと　　家族だけが予後告知を受けていることから、退院後、患者・家族における病状認識のずれが、双方の信頼関係に悪影響を及ぼし、在宅療養継続に支障をきたす可能性が高い。現状と、今後の方向性を確認するため、退院前カンファレンスを行なう。

状況　　**【退院前カンファレンスにて】**
Tさんと娘は治療継続への希望が強く、在宅中心静脈栄養(HPN)を予定している。点滴バックの交換、輸液ポンプのアラーム対応について娘に説明するが、不安が強く、何回も指導を繰り返していると担当看護師より情報を得る。

考えたこと　　Tさんに対する輸液の是非については検討の必要がある。しかし、いきなりここで在宅担当の専門看護師から輸液中止の提案を行なうと、Tさん、娘の混乱が増し、退院延期にもなりかねない。病院の治療を引き継ぎつつ、在宅移行後に再検討しよう。

原則　輸液治療の意思決定

終末期がん患者に対する輸液治療のガイドライン(日本緩和医療学会)では、輸液治療の意思決定に際し、患者・家族の価値観が尊重されること、個々の患者の状況に応じたものであること、利益、不利益の包括的評価に基づくこと、評価と修正が繰り返し継続されることが推奨されている。そして、評価の視点として、身体的苦痛、生命予後、精神面・生活面への影響、倫理的・法的妥当性などが挙げられている。

出来事　　**Tさん**●点滴のことは心配ですが、娘もいるし、痛みが治まっているので、猫の世話や家事をゆっくりするつもりです。
娘●ただ、私は日中いないので、何かあったら心配です。叔母も家では病院みたいにはできないからかわいそうって。だから、できるだけ病院と同じようにしたいんです。でも、点滴は1人でできるか心配です。
専門看護師●点滴は、慣れるまで病院と同じように訪問看護師がお手伝いできます。病状を確認しながら、生活上の注意点や緊急時の対応をお伝えしていきます。その他に、叔母さんのことや不安などを一緒に考えたいと思っています。

考えたこと　　Tさんの症状のコントロールはできており、腹水、浮腫などの所見もない。トイレも自分で行くことができるし、今の状態であれば、在宅で日中独居は可能であろう。しかし、今後のADL低下時の介護体制について、娘と相談しておく必要がある。
娘は退院に対して不安が強い。ここでは「不安の内容」を明らかにし、病院と同じように処置の継続が可能なことを伝え、母の思いをかなえていくという共通目標を掲げ、娘が覚悟をつけられるようにしよう。
また、叔母の発言も娘の不安を助長している。叔母の在宅療養への認識につい

第Ⅵ章　多様な健康・疾病マネジメント

ても確認し，協力を得られるように医療者から説明することを伝え，娘が1人だけで問題を抱え込まないようにしよう。

状況　【初回訪問看護(カンファレンス3日後の退院日)】

娘が出てきて，玄関隣の居間に案内してくれる。

Tさん●(猫と遊びながら笑顔で)やっぱり家はいいわ。お昼の巻きずし，おいしかったけど，吐いちゃって……。

専門看護師●おいしくて，たくさん食べすぎましたか。

娘●でも，がんばって食べないと栄養がつかないし。

専門看護師●栄養をつけようと思って食べたんですね。吐いて，今は落ち着きましたか。

Tさん●少しムカムカしますが，大丈夫です。

娘●お母さん，まだ退院は無理だったんじゃないの。

専門看護師●病院ではお粥だったので，お腹がびっくりしたんですね。ちょっと，お腹を見せてもらってもいいですか。

2階の寝室に移動し，腹部のフィジカルアセスメントをする。

専門看護師●今は食事を控え，お腹を休めましょう。食事はまだ病院と同じような形態がいいですね。こんなときのために，吐気止めやおなかを動かす薬を在宅医に相談してみましょう。

Tさん，娘●お願いします。

考えたこと

　病院での食事は3分粥の少量摂取だったので，退院後いきなり巻きずしの摂取は，イレウスのリスクが高くなる。よほど食べたかったのだろう。ただ，娘の表情が固く，あまり騒ぎ立てると，娘の不安の増強にもつながる。まず，腹部状況やイレウス症状について確認する。

　2階への階段には手摺りもなく，移動は少しつらそう。寝室を1階に移せないか，居宅の状況を観察する。

　フィジカルアセスメントによると，腸蠕動音亢進や金属音などはなく，圧痛などもみられないが，普通食は控えたほうがよい。食に対する思いを確認し，食事形態や摂取量についての説明が必要である。排ガスはあるが，一昨日より排便がなく，排便コントロールと合わせて注意していく。

状況　**専門看護師**●痛みはどうですか。

Tさん●久しぶりに猫と遊んだり，階段を使うと，この辺り(胃〜右腹部)が痛くなってきて。でも，あまり痛み止めは飲みたくないんです。飲みすぎると効かなくなるでしょう。

専門看護師●痛みを我慢していると，今の痛みを体が学習して，過敏に反応するようになって，余計にお薬が必要になります。

Tさん●私，知らなくて。友人からもらったカニエキスを飲んでみたんですが，病院のお薬を飲んだほうがいいですか。

専門看護師●そうしましょう。蒸しタオルなどで温めると気持ちがよくなる場合もありますが，試してみますか。

考えたこと

原則　**痛み止めの使用**

　痛み止めに対して，患者はいろいろな考えをもっている。在宅では，主治医からの処方薬より，民間療法の薬を優先して使用していることもある。痛み止めに対

する本人の認識を知ったうえで，対処方法を考えていく。

　自宅では入院時に比べ体動も多く，それが刺激となって痛みが生じた突出痛の可能性が高い。痛みなどの症状は本人・家族の不安につながり，在宅療養を困難にする。Tさんは胃がんの肝転移であり，痛みの部位や訴えから内臓痛で，オピオイドが効果的と考える。

　まずは，今の痛みをとる方法を考えよう。温罨法などでリラックスを促しながら，レスキュー指示の速放性製剤であるオキノーム 15 mg/回を使用してみよう。レスキューの効果は 60 分ぐらいで判断できるため，その結果を見て今後の疼痛時の対応を考えよう。

チームが連携してサポートする

状況　ここで，Tさんは処方されている速効性オピオイドを服用した。

　退院後の状況を見て，娘が不安を訴えていたため，娘と 2 人で話せる場面や体制をつくる。

娘●「こんな状態のまま家で看るのはかわいそう。入院させたほうがいい」と，叔母がしきりに言ってくるんです。

専門看護師●お母さんの思いを叶えてあげようと娘さんもがんばっているのを，私たちは知っています。再度，叔母様にお伝えしてはどうでしょう。必要なら，私たちから説明します。

娘●ありがとうございます。叔母と話してみます。

専門看護師●病状を見ながら，そのつど，対処方法を T さん，ご家族にもお伝えします。今日は吐気や痛み止めについて，在宅医にも相談しようと思います。何かあれば，訪問看護師や在宅医も対応しますし，行なう治療は病院とそれほど変わらないはずです。困ったときは，いつでも連絡をください。

娘●ありがとうございます。吐いて苦しそうにしているのに，何もしてあげられないと，心細くて。母は我慢強い性格なので……。でも，心配なときは，連絡していいんですね。

　訪問看護の緊急電話番号を書いた紙を電話の横に張り付ける。（娘の表情が和らぐ）

考えたこと　退院後の嘔気・嘔吐・痛みといった症状の出現と，親戚の介入により，「退院しないほうがよかったのでは？」と娘の気持ちが揺らいでいる。娘は，母が末期状態だと告知を受けており，「叔母たちに従っておいたほうがよいか」という思いや症状出現時，医療処置への不安，Tさんの苦痛に何もしてやれないという無力感，これからの介護生活に対する不安など，ストレスフルな状況にある。

　しかし，家族のなかに相談相手はいない。まずは娘の訴えに耳を傾け，支持的に関わり，娘が孤立しないようにしていくことが大切だろう。また，Tさんの意思にもとづいて退院したことを強調し，娘が「家で看ていく」という覚悟ができるよう，後押ししていく。そして，Tさんの症状軽減に努め，食事の注意点や薬の投与，緊急電話相談，寝室の移動など，娘が対処できることを増やしていこう。ここではTさん，娘のケアを同時に行なっていく。

原則　医療者が側にいないとき

　ケアの効果を確認し，医療者が側にいないときにも患者・家族が対処できるように関わる。

状況

専門看護師●それから，Tさんは階段の昇降がしんどそうなのと，日中トイレも心配ですし，寝室を1階に移すのはどうでしょう。

娘●そうですね。もうすぐケアマネジャーさんも来るので，どうしたらいいか，一緒に相談してもらってもいいですか。

　トイレや浴室の広さ(介助者や車いすが入ることは可能か)や様式，寝室からの距離，段差の有無，手すりやバー(点滴をしながらつかまり歩行が可能か)，ポールやシャワーチェアなど福祉用具が必要か，点滴作成などの清潔操作ができる場所など，住環境を確認したあと，蒸しタオルを持ってTさんのもとへ向かった。

Tさん●気持ちいい。飲んだ薬も効いたみたいです。

娘●よかった。(ほっとした表情で笑顔あり)

　薬によって痛みが軽減したことをTさん，娘と確認した。その後，翌朝，娘が行なう予定の点滴バックの交換手技について確認した。

【ケアマネジャー来訪】

　Tさん，娘，ケアマネジャーと一緒に，介護ベッドを導入し，1階に寝室を移すこと，経済的問題を考慮し，当面，訪問看護は週2回で，日中のヘルパー導入，緊急時のサポート体制について話し合う。それらを確認したあと，在宅医に電話で連絡した。

Tさん●あとで先生も来てくれるんですね。(猫と遊んでいる)

娘●明日，点滴がんばります。何かあれば，連絡します。

考えたこと

　Tさん，娘には医師やケアマネジャーと連携を図り，チームで関わっていくことを実感してもらう。医師に状況報告後，嘔気時やイレウスに対する薬剤について相談する。

　医師からオピオイド増量の提案があるが，オピオイド服用で便秘がすすむ可能性があること，NSAIDsは使用しておらず，併用したほうが効果があるかもしれないこと，家に帰ってきて笑顔も多くリラックスできていること，Tさんはもともと薬に抵抗感があること，退院日で体動が多かったこと，現量の速効性オピオイドで効果がみられることを伝え，様子観察となる。

極意と秘訣

　この事例の訪問看護のポイントは，患者の予後を考慮しながら，現治療や起こりうる症状に対する対応方法を考え，「家で看ていく」という娘の覚悟を促すことである。

　本事例の場合，患者はがんの終末期で，親戚が在宅療養に反対しており，主介護者である娘の不安も強い。そこで，嘔気・嘔吐・疼痛といった予想される症状への対処方法を考えておくこと，患者に身体的負担を与える可能性が高い生活環境を調整すること，娘の立場や気持ちを考慮しながら，介護力を強化すること，チーム医療がスムーズに行なえるよう連携すること，について思考し，実践を行なった。

　在宅療養では，24時間医療者が患者の側にいることはできないため，患者・家族が対処できることは何かを念頭においた関わりが重要となってくる。そのためには，医学的にベストな方法を押し通すのではなく，ベターな方法で折り合いをつけていくことも必要となる。

　患者・家族が対応可能な方法を考え，1人のときでもパニックにならないよう実際にケアを行ない，成功体験を共有する関わりが大切となる。そのためには，的確なフィジカルアセスメント，症状マネジメントの知識を踏まえた療養環境の調整が必要不可欠となってくる。

　しかし，がん終末期では病状の変化が早いことが多く，患者・家族は次々に病状への対応を迫られ，成功体験を感じるより無力感を感じ，不安を抱えていることも多い。そのため，看護師が起こりうることを予測し，患者家族のセルフケア能力をアセスメントしたうえで，どこにどのようなサービスが必要か，ケアマネジメントしていくことが重要となる。それが，患者・家族の安心感につながり，結果的には在宅療養継続につながるといえる。

COMMENT

　医療者には，技術者，科学者などいろいろな役回りがある。この事例では専門看護師の教育者，特に成人教育の実践者としての一面を改めて強く感じた。危機的な状況にある患者や家族は，通常より理解力が低下しているかもしれない。しかし，関心のあることには，強い動機づけがあるともいえる。

　この切り取られた専門看護師の介入場面では，主に娘さんへの臨機応変な成人教育が適切に実践されている。娘さんのニーズに合った，適切な目標の設定を行なうこと，常に支持的に接し，行動や態度の変容を促すこと，成果に対しポジティブなフィードバックを心がけること，などが実践されている。まさに，専門看護師の行なった教育は学習者である家族に意味のある変化を起こしている。

　自分の手で直接ではなく，間接的に，すなわち家族を通しての患者に対するケアや介入をめざすところに在宅医療のポイントがある。（大生）

Ⅵ 多様な健康・疾病マネジメント　CASE 22

認知症高齢者の「食べる」楽しみを支える

☑ 実践
☑ コンサルテーション
☐ コーディネーション
☐ 倫理調整
☐ 教育
☐ 研究

老人看護専門看護師
塩塚優子

　この事例は，意思表示を適切に行なうことができず，しかも消化管に問題のある認知症高齢者の「食べる」ことをいかに支援するかに関する報告である。
　まず，病棟看護師が毎食2個のゼリーだけでなく，もっと食べたいと思っているのではないか，もっと食べられるのではないか，しかし，食べることがかえって本人の苦痛を増すのではないか，などの葛藤を解決しようとして，専門看護師に相談する。
　専門看護師は自ら患者の食事摂取の場面を観察し，体位調整を行ない，腹部状態を確認し，嚥下機能を評価する。そして，摂取量を増やすことの意義を考え，ゼリー食だけでなく，ソフト食(副菜約400 kcal)の提供も勧める。
　こうして病棟の看護師は再び自信をもって，患者の「食べる」ニーズに応えることができる。専門看護師の判断と保証を示す事例である。
（井部）

👤 Uさん　80代後半　女性　アルツハイマー型認知症，
　　上行結腸がん(疑)，上腸管膜動脈症候群

事前情報　Uさんは70代で認知症を発症し，在宅での介護が困難となり入院してきた。入院当初より徐々に歩行機能が低下し，入院1年後にはベッド上で過ごすことが多くなっていた。日常生活は全介助の状態(障害高齢者の日常生活自立度C2)であり，認知症は重度(認知症高齢者の日常生活自立度Ⅳ，CDR3)で単語の発語はあるものの，言葉による意思疎通は困難となっていた。

入院1年半後，Uさんは嘔吐を繰り返し，腹部CTなどの検査の結果，上行結腸がん(疑)(5 cm大)，上腸管膜動脈症候群と診断された。主治医の病状説明に，本人は食べることが好きなため，長女は「楽しみ程度でも口から食べ，苦痛のないように」と，検査・治療(手術など)，延命治療は希望せず，チームカンファレンス・家族面談から治療・ケア方針として，これまでのケアの継続および苦痛緩和のうえ，自然な経過を見守ることとなった。

経口摂取を再開し，栄養補助食品ゼリー(80 kcal/70 g/個；以下，ゼリー)を使用し，2～3個/日の摂取状況が続いている。専門看護師(組織内で横断的に活動)は看護師から，食思があるように思えるため，食事摂取量を増やすことについて相談を受け，病棟を訪問した。

カルテなど記録類から情報を把握する

状況　〈診断までの経過〉

　嘔吐が始まる2か月前の定期血液検査で，Ch-E 170 IU/L，小球性低色素性貧血(RBC 323×10^4/μL，Hb 8.5 g/dL，Ht 28.4 %)があり，便潜血(−)，腫瘍マーカー(CEA，CA 19-9，CA 72-4)も異常がなかった。

　夕食後や夜間に嘔吐し，数日間食事(全粥軟菜食)を止め，イレウス所見がないことを確認し，食事を再開すると嘔吐するという経過を繰り返し，上行結腸がん疑，上腸管膜動脈症候群と診断された。

〈病棟訪問時の症状や食事に関連する状況〉

　診断後にも嘔吐・発熱があり，直近の嘔吐後，7日間の禁食後に経口摂取でゼリーを開始した。ゼリー(栄養補助食品)は毎食2個提供されていたものの，朝昼夕各1個，あるいは昼夕各1個というように，1日の摂取量は2～3個/日と水分(ゼリー状のもの)100 mL/日ほどであった。末梢点滴(維持液)500 mL/日を実施しており，このような状況が3週間ほど続いていた。

　排便は，ゼリー食摂取の3週間は3～5日おきに自然排便または摘便でブリストルスケール^{註1} 4～6の排便があった。それまでは，禁食の期間もあり，排便周期が延長し，腸内環境調整(オリゴ糖や乳酸飲料，整腸剤の使用)や緩下剤・大腸刺激性下剤が使用されていた。

註1　ブリストルスケール：便の性状(硬さ)を7段階で表わした国際分類であり，硬い便は1～水様便は7で表わす。理想は，4のバナナ状の便であるが，3～5を正常と考える。

看護記録には，腹痛・嘔気・腹部膨満の有無，腸蠕動観察の記載が連日なされており，「眉間に皺をよせた」「苦痛表情」「険しい表情」「いた〜い」「もういいの」などの反応や表情などの記録があった。
- 体重は 27.8 kg，身長 143 cm で，診断時から 6 kg 減少。
- 初回嘔吐の頃から尿閉のため BT が挿入され，500〜800 mL／日である。

考えたこと

病態・予後予測

当院ではこれ以上の検査はできず，上行結腸がん（疑）の詳細な情報は得られない。上腸管膜動脈症候群[註2]による十二指腸部の狭窄の状態も含めて，患者の嘔気・嘔吐，腹部症状，排便状態・苦痛の表情などから，苦痛を推察しながら対応していくしかない。

U さんは高齢・認知症の進行（重度で臥床状態），がん（疑），初回嘔吐からの経過および直近 3 週間の経口摂取状況（300 kcal/日程度），体重減少などから，栄養状態や体力低下が推察される。徐々に衰弱しながら，人生の終焉を迎えていくことが予測される。

原則　終末期の期間

「高齢者の終末期の医療およびケア」に関する日本老年医学会の立場表明 2012 のなかで，高齢者の終末期を「病状が不可逆的かつ進行性で，その時代に可能な限りの治療によっても病状の好転や進行の阻止が期待できなくなり，近い将来の死が不可避となった状態」と定義し，「終末期」の経過がきわめて多様であるため，「臨死期に至るまでの余命の予測が困難であることから，『終末期』の定義に具体的な期間の規定を設けなかった」としている[1]。

状況　〈病棟師長や受け持ち看護師より患者の食事援助に対する思いを聞く〉

「入院時から食べることが好きで，ほんとうによい表情で食べていた」。そのため，「（元気な頃のように）少しでもよいので，おいしく味わってもらいたい」。そして，「急いであげると顔色が悪くなっていたこともある」と，ゆっくりとしたペースで食事介助することをチーム内でも確認していた。

考えたこと

摂取量増量について

U さんは，排便状況や腹部症状からイレウス症状などがなく，食思があれば，摂取量を増やせるだろう。「食べることでかえって苦痛を与えるのではないか」というスタッフ側の不安から，摂取量を増やせずにいるようにも考えられる。スタッフの不安に対するフォローも必要である。

しかし，スタッフによって嘔吐・嘔気だけではなく，本人の苦痛様の表情や腸蠕動音（金属音など）などの観察から苦痛をキャッチし，排便コントロールにより，イレウスが予防できている。食事にかける時間と苦痛が関連することも，チーム内で共有できている。そのため，苦痛の観察と排便コントロールを継続しながら，摂取量増量の見極めができるのではないかと考えた。

註2　上腸管膜動脈症候群：十二指腸水平脚が上腸管膜動脈によって圧迫されることで閉塞し，症状を引き起こす。症状は，食事と関連しており，腹部膨満感，食欲不振，嘔気・嘔吐（胆汁性），腹痛などがあり，腹臥位や左側臥位，胸膝位で軽快し，仰臥位で増悪する。

直接介助し，食べることを楽しむ力を確認する

状況 〈専門看護師が食事介助に入る〉

　専門看護師はUさんに挨拶をし，受け持ち看護師と一緒に体位調整(ベッドアップ30度側臥位，頸部軽度前屈位)を行なう。その際にも声をかけ，腹部状態を観察する(腹部膨満なく，腸蠕動も聴取，前日に排便もあった)。下肢の伸展位，膝立ての声かけには反応なく，他動的に下肢屈曲はできた。体は痩せており，ベッドは低反発性ウレタンマットが使用されていた。

受け持ち看護師●(腸は)動いているんですが，昨日よりも弱いです。
専門看護師●お昼は召し上がれそうですか？
受け持ち看護師●表情も悪くないし，大丈夫だと思います。

考えたこと

食事介助に入った意図
　専門看護師が食事の際の反応や食思，ペースを直接確認する。食事のペースは介助者側がつくっているものであり，スタッフの介助場面に入るのではなく，直接確認することで具体的な介助方法についても検討したい。さらに，準備や食後の体位調整まで行なうことを通して，フィジカルアセスメントおよびケア状況を確認する。

今後必要となる予防的ケア
　衰弱の進行に伴い，関節拘縮や褥瘡予防も必要となる。低体重で痩せた体型から，より適切な除圧寝具の選択も必要である。膀胱留置カテーテル抜去の可能性も検討できないか。

状況　ゼリーは本人の好きな味を受け持ち看護師に確認し，食器に移し替えて準備した。好きなものを味わってもらいたい，食事の雰囲気を大事にしたいと考えた。声かけしながら，温かいおしぼりで顔を拭き(覚醒を促し，口周囲の筋緊張緩和)，口腔内を潤すために桃ゼリーを一口分スプーンにすくった。その間，患者は天井を見ながら，辻褄の合わない内容を呟いていた。

　専門看護師は「Uさん，桃の味のゼリーですよ」と，1口入れる。高齢者の1回量7.5～9.0 g(スプーンに軽く山盛り)とした。スプーンが近づくと，独語をやめ，開口する。咀嚼が長い感じであったが，スムーズに嚥下し，むせはない。次の一口の際は，口腔内に食物の残留物はなく嚥下していた。

　嚥下を確認しながら次の1口を入れ，3口ほど摂取した。そのあと，独語の合間に「はぁー」と大きな呼気が出現した。開口がよい状態は変わらず，脈拍(食前70/分→食中74/分)や呼吸数・リズムの大きな変動，顔色・口唇色の悪化など，疲労や誤嚥の症状はなかったため，ゼリー摂取の介助を続けた。嚥下と嚥下の間，絶えず話をしており，食べることに集中できるように，声かけを控えめにするようにした。

考えたこと

嚥下機能の評価
　食事前・中・後を通して，覚醒状態の変化，咀嚼から嚥下のスムーズな動き，スプーンでの食物の口腔内への取り込み，嚥下時のむせの有無，呼吸状態(呼吸数・リズム・顔や口唇色の変化)，疲労(嚥下機能との関連，摂取に要する時間をみるため，摂取開示時刻をチェック，体幹や頸部の姿勢保持の有無)などを観察し，嚥下機能には大きな障害がないことを観察した。

状況　　ゼリー(栄養補助食品)1個70gと桃味のゼリー40gほどを介助するのに15分要した。最後まで開口はよく(すばやく，大きく口を開き)，苦痛表情など見られなかった。さらに，ゼリーをもう1個食べることができると思われる食思であった。食後は，口腔ケアを行ない，ベッドアップ30度左側臥位にして食事を終了した。

考えたこと

食べることを楽しむ力
　　Uさんの認知症は重度で，言葉による意思疎通は困難である。しかし，呼名や声かけに表情の変化や耳を傾けるようなしぐさ，食事中にはタイミングよく返答する場面もあり，反応する力が残されている。15分経過しても開口状態は変わらずよいこと，咀嚼，嚥下しながら頷いたり，食べているときの表情から，食べることを楽しむ・味わう力が残っていることをとらえた。

状況　　〈食事時の様子を受け持ち看護師と共有し，摂取量を増やすことを検討〉
　　Uさんは食思があり，1食でゼリー(栄養補助食品)1個以上摂取でき，食べることを楽しむことができると思われたことを，受け持ち看護師に伝える。そのうえで，ゼリーの他に，昼食時にソフト食の副菜(約400 kcal)を提供し，食べられるものを，食べられる量だけ食べてもらうよう提案した。デザートは，おやつの時間にずらすなどして，摂取量は徐々に増やすようにした。
　　スタッフには，「食べることで苦痛を与える」と不安を感じている人もいるが，腹部状態(腹部緊満の有無や腸蠕動音)・排便状態・表情(眉をひそめる・顔色など)で苦痛を観察・察知して，毎食「食事する(または食べる量)／しない」の判断ができている。それを継続することで，リスク(イレウスや狭窄による苦痛の出現)を回避しながら，Uさんの食べる楽しみを支えることを可能にできる旨を伝えた。

考えたこと

摂取量について
　　Uさんは，一時的にでも摂取量が増えることで，衰弱の進行を緩徐にし，食事を楽しめる状態を引き延ばすことができるのではないか。誤嚥性肺炎や尿路感染などの体力消耗となるストレスがなければ，年齢や生活状況から考慮し，500〜600 kcal/日でも生命機能を維持できると考えられる。ゼリーの摂取個数を増やすより，ソフト食(副菜約400 kcal)を昼などに入れることで，楽しめるメニューも増やすことができる。

状況　　〈その後のUさんの経過とスタッフの変化〉
　　スタッフは，腹部症状や表情・排便状態などを観察し，メニューの内容も考慮し，毎回の食事量を判断し，食後の苦痛表情がないなどの経過も含めて，その時々の食事量の適切さを評価するようにした。その評価をチームで共有することで，「食べられる量」を見極めることができるようになった。
　　Uさんは，徐々に摂取量が増え，2か月程度は嘔吐することもなく，ゼリーとソフト食(副菜)を楽しむことができた。摂取量は徐々に低下したが，数か月後の亡くなるその日まで1〜2口程度，口にすることができた。

【引用・参考文献】
1）日本老年医学会：立場表明2012(2012年1月28日理事会承認)．http://www.jpn-geriat-soc.or.jp/tachiba/jgs-tachiba2012.pdf　accessed 2015.4.21.

極意と秘訣

　本事例のポイントは，エンド・オブ・ライフにある認知症高齢者に対し，これまでのケアを通して，「食べる」ということが，患者にとって大切ととらえていた病棟スタッフのケア実践を支えたことであった。

　上行結腸がん(疑)や上腸管膜動脈症候群からくる腸の通過障害に起因した苦痛(イレウスや腹痛・嘔吐など)を，病棟スタッフは腹部や排便状態・表情などの観察からとらえ，察知し，対応していた。その実践ができていたがゆえに，認知症高齢者本人が食べる意欲を改めて示したことで，苦痛を回避しながら，「食べる」楽しみを最期まで提供することができた。

　認知症高齢者は，自らの苦痛を詳細に適切に表現することが難しい。そのため，日々のケアのなかで，認知症高齢者の出している苦痛のサインを表情やしぐさ・反応から丁寧に察知し，それをケアにつなげられるようにすることが重要となる。日々ケアをしている病棟スタッフ自身が，とらえている超高齢者のわずかなサインや変化を意識化できるようにすることが大切となる。

COMMENT

　大往生や見事な死に方は，常に大きな関心事である。しかし，現実には，平穏に死ぬことはなかなか難しい。日本老年医学会「立場表明2012」では，エイジズムに強く反対しつつ，「胃瘻造設を含む経管栄養(中略)などの，何らかの治療が，患者本人の尊厳を損なったり，苦痛を増大させたりする可能性があるときには，治療の差し控えや治療からの撤退も選択肢として考慮する必要がある」と述べているが，患者自身にも，家族にも，そして担当医療職にとっても過少でも過剰でもない医療を提供することはたいへん重要で難しい。経管栄養をしないことは何もしないことではない。

　この難局に，その知識とスキルをもって専門看護師は嚥下障害の程度や患者の認知状態を判断し，その時点の望ましいケアのあり方をスタッフに示して見せている。まさにプロである。

　医療に100％安全，絶対正しいということはない。しかし，この時点の専門看護師による，タイムリーな「嚥下は安全に行なえ，喜びの認知も保たれている」ことの保証は，患者にもケアを行なう者にも本当に得難いものに違いない。(大生)

Ⅵ 多様な健康・疾病マネジメント　CASE 23

終末期の患者の希望を「カシオペア」に乗せて

☑ 実践
☑ コンサルテーション
☑ コーディネーション
☐ 倫理調整
☐ 教育
☐ 研究

がん看護専門看護師
中山祐紀子

　この事例は，経験の少ない看護師が専門看護師のサポートを得ながら成長していくという側面と，胸膜中皮腫による強い呼吸困難のある，もと鉄道員であった患者が，人生の最後に寝台列車「カシオペア」に乗って北海道に旅したいという願いを叶える過程での専門看護師の知識と判断力と調整力を報告している。

　この事例は，私にとって衝撃的であった。看護師からみると医学的にターミナル期にあると思っていた患者が，ある日「旅行に行きたい」と言ってきたのである。しかも，病棟医は反対している。「どうしよう」とうろたえる。

　しかし，落ち着いて冷静に考えると，呼吸が苦しく発熱して苦痛があるのに，「どうして旅行に行きたいと考えるのか」という率直な疑問をもつはずである。医療人としての看護師は，こうした人間的な素朴な問いかけをすることなく，「大変です」と駆け込んできたのである。

　つまり，看護師となることは，人間的な関心を封印してしまうのではないかという思いが私のなかに湧き上がり，看護基礎教育にいる自分自身への戒めとなって降りかかってきたのである。（井部）

> Vさん　60代　男性　妻と2人暮らし　左胸膜中皮腫
> 右肺がん術後(10年前)　35年間鉄道車両製造業に従事

事前情報

　Vさんは1年前，健診時に胸部の異常を指摘され，大学病院で左胸膜中皮腫の診断を受けた。化学療法(CDDP+PEM)を4クール実施したが，副作用のため治療継続が困難となった。約1か月前に，症状緩和目的で自宅から近い当院が紹介され，隔週での外来通院となった。

　今回，数日前から発熱および呼吸困難感が増強し，食欲も低下したため入院となる。入院時の胸部CTでは左胸膜はびまん性に肥厚，左横隔膜脚にも伸展していた。左下肺に胸水を認め，右中下肺に浸潤影があるという診断であった。抗生物質投与が奏功し，入院3日目に解熱，数日後には退院が可能であろうと考えられた。

　入院直後から労作時のSpO$_2$が80％台へと低下することがわかり，酸素療法が開始となる。しかし，Vさんは「動くと息切れしますが，休めば大丈夫」と酸素療法を受け入れがたい様子であった。

　入院3日目の午後，受け持ち看護師が専門看護師(病棟師長と兼任)に，「Vさんと妻から，熱が下がったので，退院して旅行に行きますと言われた。病棟医は旅先で苦しくなるだろうから絶対に無理だというが，本当に無理なのか，検討してほしい」と依頼してきた。

受け持ち看護師に任せて成長を促す

状況　〈受け持ち看護師の様子〉

　受け持ち看護師は，病棟ラウンド中の専門看護師を見つけると駆け寄ってきて，「Vさんが旅行に行きたいと言っています。しかし，病棟医から反対されてしまいました」と困惑した表情で語る。専門看護師が受け持ち看護師に旅行の詳細について質問すると，「5日後に出発します」「Vさんは反対されても行くとおっしゃっています」と早口で話した。

　専門看護師は，「検討する必要性はわかった」と相談を受けることを了解した。そして，受け持ち看護師に情報の詳細を収集するように促した。

考えたこと

　受け持ち看護師は，Vさんの旅行に行きたいという希望と，医師の判断との間で板挟みになり困惑している。Vさんは，退院後の在宅生活は可能な患者である。「旅行」の可否を問うことだけでなく，患者が何を大切にして今後の療養生活を送ろうとしているのか，考える必要がある。

　受け持ち看護師が旅行先や日程など具体的な情報を得てから，じっくり話を聞いていこう。

状況　〈2時間後に相談の場を設ける〉

受け持ち看護師●大変です。3泊4日の北海道旅行(札幌，小樽)に行くそうです。行きは寝台特急，帰りは飛行機だそうです。でも，私としてはぜひ行かせてあげたいと思っています。

専門看護師●私もそう思います。でも，なぜ北海道なんだろう。

受け持ち看護師●それはわかりません。北海道に行くと聞いて，私自身がびっくりしてしま

い，それ以上聞きませんでした。

専門看護師●Vさんと奥様にとって，最後の貴重な機会になると思うので，慎重に考えるべきね。酸素機器の準備やさまざまな手続きをするにも，医師の指示が必要になるので，まずは主治医の意見を聞いてみよう。

受け持ち看護師●もしかしたら，先生の許可が得られないかも……。でも，許可がなくても出かけてしまいそうです。（と不安な表情）

> **考えたこと**
>
> Vさんは，胸膜中皮腫の診断から1年を迎えようとしている。この疾患は，診断から終末期までの進行が早い（発症2年後の生存率が30％程度）。専門看護師の過去の経験から，酸素療法が開始になると，月単位の予後という印象が強い。
> 肺炎は改善傾向だが，酸素療法が開始になった。患者の今の病態をどのように考え，予後を予測するかが鍵になる。今のところ，痛みの出現はみられないので呼吸困難対策を中心に進めていこう。

状況　受け持ち看護師のVさんの希望を叶えたいという気持ちは「よくわかる」と共感しつつ，本人が北海道旅行に託す思いは何かを確認しておく必要があること，またこの話をどのように展開すればよいか，一緒に考えていこうと言葉をかける。

受け持ち看護師●私は，呼吸困難感が強くならないようにするためにはどうしたらいいのか，食事や排泄のことも考えます。それから奥様にも協力してもらい，酸素療法や車椅子使用を受け入れてもらえるようにします。

> **考えたこと**
>
> Vさんは，いったいどんな気持ちでこの旅行を計画したのだろうか。今後の過ごし方を考えていくために重要な情報であることを，受け持ち看護師に気づいてもらおう。

> **原則**
>
> 呼吸困難の緩和には，適切な薬剤と酸素投与，環境調整，栄養，運動，動作の工夫などがある。患者の生活を想定しながらセルフケア能力を評価すること，患者自身がコントロールしていけると思えるように，自己効力感が高まるような援助を行なうことが重要である。終末期の患者であっても，これらの準備を十分整えれば，外出や旅行は可能になる。

状況　受け持ち看護師は入院中のVさんの生活援助についてはなんとか考えられるが，退院および旅行に関する諸手続きは，経験したことがないのでわからないという。そこで専門看護師は，Vさんが自分でどのような行動をとれば息苦しくないのか体験してもらえるように関わること，酸素療法が継続できるように指導計画を立てることを提案した。

「旅行中のVさん，家で過ごしているVさんを想像しながら計画してみよう」と伝える。そして，主治医への了承および医療機器手配や航空旅行関係の手続きについては，専門看護師が責任をもって行なうことを約束した。これらの取り組み過程については，後日受け持ち看護師に説明していくことにする。

> **考えたこと**
>
> 酸素療法に消極的なVさんに対し，呼吸困難は工夫すればコントロールできるという感覚を体得してもらいたい。受け持ち看護師が主体的に関われるように，援助の要点を確認したあとは受け持ち看護師に任せ，要請があれば助言する。専門看護師が実施したことについては，受け持ち看護師が次回取り組めるように解

説しておこう。

> **原則**
>
> 在宅酸素使用者の旅行は，関係各所の協力が必要となる。特に航空旅行を行なう場合，旅行開始数日前までに医師の診断書提出と使用酸素ボンベ登録が必須事項である。安静時と労作時の身体酸素消費量は異なるため，あらかじめ酸素ボンベ使用量を見積もり，十分な量の酸素ボンベの携行，または外出・外泊先で補充できるようにサービスの調整を行なう。また，機器トラブルや自然災害などの対応も明確にしておく必要がある。

希望に寄り添い，準備に万全を期す

状況　【Ｖさんの思いを聞くために病室を訪問】

専門看護師●Ｖさん，今日看護師からＶさんが北海道に旅行に行く計画をしていると聞きました。

Ｖさん●4か月前に予約しました。そう長くは生きられないと思っていましたが，何とか4か月もちましたね。まさか行ってはいけないなんて言いに来たのではないでしょうね。

専門看護師●行かないで，というよりも，行くなら私も同行しますとお伝えしたい気持ちです。それはそれは楽しみですよね。

Ｖさんは，旅行に託す気持ちについて，「鉄道車両製造に従事したことで病気になったが，やりがいのある仕事だったので悔いはない」「鉄道マニアであり，カシオペア(寝台列車)には一度乗ってみたかった」「北海道は故郷であり夫婦のよい思い出にしたい」「旅行は生きたいと思える1つの目標」と，とうとうと語る。

Ｖさんのベッドサイドでは妻が穏やかな表情で話を聞きながら，手元にある旅行チケットを見せてくれる。

考えたこと　中皮腫は労災補償対象の疾病だが，Ｖさんには仕事への充実した思いが感じられた。そして，自分の状況を冷静に受け止めている。今回の旅行は望郷の念と妻への感謝の気持ちの表れであり，人生の整理とも推察できる。

妻は夫の意向を支えたい様子であり，旅行が夫妻の掲げた1つの目標になっていることを主治医に伝え，判断してもらおう。

状況　〈主治医にＶさんの気持ちを伝え，意見を求める〉

主治医の見解では，予後は1～2か月程度であり，急変のリスクはあるが，薬剤の調整と酸素投与を確実に行なえば，現時点での旅行は可能であるという判断に至った。

専門看護師は，主治医にＶさんと妻に対して現在の病状，旅行に伴うリスクと対応方法，退院後の当院のバックアップ体制，救急搬送を要する急変の事態になったときの治療方針について話し合ってもらえるように依頼した。そして，旅行時は診療情報提供書を携行してもらうのはどうかと提案した。

翌日，Ｖさんと妻，主治医，専門看護師とでこれらのことについて話し合いを行ない，本人と妻の意向を確認した。翌日のチームカンファレンスで，主治医からＶさんと妻の意向を伝えてもらうことを依頼した。

〈退院前日(出発2日前)受け持ち看護師と進捗状況を確認〉

　Vさんの看護記録には，酸素療法を受け入れようとする本人の言葉や旅行終了後の療養の仕方，最期は病院で過ごしたいというVさん夫妻の意向が記録されていた。

　受け持ち看護師は旅行や退院調整には，病院内外の多職種と連携しなければならないこと，療養生活を見通した援助を考える必要があることに気づいたと語った。専門看護師は旅行準備や退院調整過程，主治医やVさん夫妻との話し合いの結果について，受け持ち看護師に詳細を説明した。

　また，Vさんの承諾を得たのち，病状と治療状況，病院としての緊急時対応についてチームカンファレンスを開催した。カンファレンス参加者から，旅行行程や症状マネジメントの詳細な指示がほしいという希望があり，外来および病棟スタッフが緊急連絡に対応できるような文書を受け持ち看護師と一緒に作成した。退院当日，受け持ち看護師は息苦しくなったときの対処方法について，Vさん夫妻と確認し合い，「困ったときにはいつでも，電話をください」と退院後も当院とつながりを保証する言葉をかけた。

【その後の経過】

　Vさんは退院翌日の夕方，カシオペアに乗車して北海道へ出発した。そして，緊急対応を必要としない4日間の旅行を終え，「無事帰ってきました」と，病棟に電話報告をしてくれた。

　Vさんは旅行から帰宅して3週間後，呼吸状態が悪化したため緊急入院となり，10日後に永眠された。安らかな最期であった。

　再入院時，Vさんは呼吸困難な状況下にあった。それでも受け持ち看護師をはじめ，複数の看護師に北海道で撮影した夜景や風景写真を見せ事細かに解説した。そして，「思いきって旅行して本当によかった」という言葉が何度も聞かれた。Vさんの妻は，北海道旅行は，Vさんの最後の挑戦でもあり，夫婦で成し遂げた最後の協同作業だったと語った。

〈受け持ち看護師の変化〉

　受け持ち看護師は，Vさんへの関わりを今でも鮮明に思い出すことができると語る。「がんの末期であっても，目標や希望をもつことは大事。どんな小さな希望であっても最期まで育み支え続けたい」と，患者が自分の生活を生きられることを大切にした看護を続けている。

極意と秘訣

　終末期にある患者・家族は病状の急激な変化を恐れて，患者のこれまでの生活の仕方を大幅に変更したり，楽しみを控え，安静にしていることを選択することがある。しかし，元気なときと全く同様の生活はできなくとも，医療者が必要な支援をすることで，最期まで患者の自立と自律，そして希望を実現していくことが可能である。このように，医療者の関わり方で終末期ケアのあり様が全く異なってくる。

　受け持ち看護師は「旅行に行く」という患者の発言をきっかけに，Ｖさんの退院後の療養の仕方について考えることになった。経験豊富な者が看護計画を立案して，チームの協力を求めるほうが確実で手間もかからない。しかし，看護師は患者と関わるなかで気づきを得ることができるため，少し背伸びした課題的要素のある経験の機会は，教育的なチャンスである。次に同じ出来事に出合ったとき，受け持ち看護師は今回の経験を活かした看護ができるだろう。

　専門看護師は，旅行や退院準備を行ないながら，これまで話し合っていなかった患者本人の意向を確認している。最期の場面でその人が大切にしている真髄を，医療者の一方的な価値観でゆがめることがないように，日頃から患者の意向を丁寧に汲み取ったうえで，治療や看護を提供することが求められる。

COMMENT

　専門看護師は，専門分野のことは深く広く知っており，技術もあるであろう。しかし，それだけでは真の専門看護師，プロフェッショナルとはいえないと，私は思う。看護師として，そして人間として，専門看護師は専門外の知識や技術までも周辺分野の関係性のなかで活用できる能力が必要であり，この能力は専門看護師資格を得たあとも，自分にも周囲にも影響を与えながら，さらに進化（深化）していくものである。今回はこの様子が生き生きと描写されている。

　病棟の受け持ち看護師が医療的側面の濃い視点しかもちえないとき，専門看護師は，仕事のなかで，人生にはもっといろいろな側面があり，その人なりの生き方を支援するために，違う側面からの視点が重要であること，さらに，具体的な支援には専門性をもった医療が役立つのだということを，具体的に示した。

　受け持ち看護師もその示唆を受け，専門分野のことはもちろん専門外の分野についての学びを得た。このような学びが実際の診療場面で教育的に繰り広げられていくことが，専門看護師の重要性を増していくことになるのだと思う。（大生）

VI 多様な健康・疾病マネジメント　CASE 24

医療拒否の患者の意思を尊重し，皆が納得する尊厳ある死を迎えるための調整

☑ 実践
☐ コンサルテーション
☑ コーディネーション
☑ 倫理調整
☐ 教育
☐ 研究

在宅看護専門看護師
佐藤直子

　本事例に登場するW氏は，「病院には行かない。治療もいらない」「もうすぐ死ぬのはわかっている。自分のことだから。このままそっと死なせてほしい」と力をふりしぼって「意思」を伝える75歳の男性である。
　しかし，「ここ(胃部)がつらくて，食べようにも食べれん」と言い，臀部には感染を伴う褥瘡があり痛みがある。はっきりしていることは，彼は息子が継いでくれた家業の印刷屋の機械の音を遠くに聞きながら家で死ぬことを願っているということである。
　妻は夫を支えたいと思うが，このまま夫の言うとおりにしていいものかと思う反面，もっと生きていてほしいと願うことは夫を苦しめることになるのではないかと迷う。往診してくれる医師は，検査もせず確定診断もない患者には慣れていないし，自らの価値観とは必ずしも一致していない。W氏の息子たちの意向はどうなのか。さらに専門看護師が所属する訪問看護ステーションの同僚たちの納得も必要であるとしている。
　専門看護師はW氏の苦痛を軽減しながら，W氏の望みをかなえるために「倫理調整」機能を発揮する。事例では，そのプロセスがよく示される。
　W氏がなぜそのような決意をしたのかを十分に傾聴するnarrative-based-practiceと，点滴は必ずしも延命治療ではなく苦痛の緩和になること，そして医療を拒絶しても看護を受け入れることによって在宅死は尊厳ある死になることを，W氏は教えてくれる。(井部)

W氏　75歳　男性　終末期だが，医療を拒否

目的　在宅終末期における，患者・家族・医師・看護師の意向調整と療養方針の決定のための専門看護師の思考と調整プロセスを示す。

事前情報　W氏は，原因不明の食欲不振と嘔吐が3か月前からある75歳男性。W氏は2か月前に妻の強い勧めで医療機関を受診したが，本人自身の医療に対する拒否が強く，検査等が行なえず，疾患の特定ができないまま帰宅した。その後，ほとんど寝たきりの状態になり，ケアマネジャーが家族に勧めて，訪問看護と訪問診療が導入された。

訪問開始前に自宅に連絡すると，妻は，自宅で看取りたいと話し始めた。W氏は水分摂取量と尿量が少ないことから，専門看護師は早急な訪問の必要性を感じ，翌日医師とともに訪問することを約束した。しかし，本人は，看護師も医師もいらないと言う。

専門看護師は訪問看護ステーションに所属し，このW氏の担当ナースとして訪問看護初回から関わりを始めた。

「痛みをとりたい」というニーズを介入のきっかけに

状況　【初回訪問時】

W氏は，訪問時，布団に臥床しており，わずかに話はできるが，介助なしでは身動きができない。微熱，皮膚の黄染と乾燥，舌の乾燥，るいそうを認めた。退院後1か月間，水以外を摂取していない状態で，数日前から水分摂取量が減り，尿量がさらに減っている。表情は硬く「何もしないでほしい。このまま静かに死にたい。気持ちが悪くて水しか飲めない」と話し，一方で「尻が痛い」と言っている。同行した医師が検査入院を勧めると，激昂し，医師を追い返した。

W氏●病院には行かない！　治療もいらない。何でそんなひどいことを言うんだ（かすれ声で怒鳴るように話す）。

専門看護師●Wさんが検査や治療を望まないのはよくわかりました。ただ，このままの状態では命が長くは続かないですよ。

W氏●もうすぐ死ぬのはわかっている。自分のことだから。このままそっとして死なせてほしい。ここ（胃部）がつらい，ちょっと食べるともう吐いて……。

専門看護師●（胃部に手を当て）つらいのはここ？

W氏●（うなずき）ここがつらくて，食べようにも食べれん。これも天命。治すとか考えちゃいかん。ここ（家）から追い出さないでくれ。あれ（自宅の作業場の機械）の音が聞こえなくなるのはいやだ。絶対に病院には行かない。

W氏はこれまでのことをぽつぽつと話し，長男が継いでくれた家業の印刷屋がうまく回っている（機械の音がする）ことを噛みしめていたい，ということを教えてくれた。本人が望むとおり，訪問診療を拒否して在宅で亡くなると，警察の介入を受けることを説明すると，本人は「かまわん」というが，妻は「それは困る」と言う。体を見せてもらうと，臀部に感染を伴う褥瘡が発生しており，痛みがあった。

考えたこと

W氏は，疾患の診断はないが，全身の状態から見て，すでに終末期と判断したほうがよい状態にある（不確定な終末期）。本人が望むように，在宅で最期まで症状をコントロールして過ごせるように支援していきたい（自律尊重の原則と無危害・善行の原則）。

しかし，診断名がついていないのに，本人の望むような何も（診断・治療・延命）しないことが家族や看護師，医師に受け入れられるだろうか。また，本人も症状の変化や時間経過で意向が変わることもある。

会話からは本人の判断能力に問題はなさそうだが，倫理的な問題をはらむので，本人・家族の意向を中心に多数の意見を聞きながら検討したい。だが，臨終まで時間がないので，スピーディに看取り準備を進める必要がある（家族の同意を確認）。

W氏がかすれ声で一生懸命訴えてくるところをみると，本人の治療拒否と自宅での療養の意向は強いようだ。妻と本人の治療拒否と在宅看取りについて意向のずれはなさそうだが，在宅での看取りは親族や別居家族から反対されることがあるため，同居家族以外の家族の意向も確認が必要だろう。

さらに，本人が看護を不要と考えるならば，介入をやめることも可能だが，本人の希望（在宅死）を叶えるためには，医師の介入が一般的には必要であり，それを含め総合的な調整役がいる。そのうえ，臀部の痛みなどの緩和のニーズがある。本人が受け入れられるケアを提供し，信頼関係を構築しよう（身体的苦痛へのケア）。

keyword

医療者の倫理的ジレンマ
価値観同士の対立を指す。本事例では，本人の意向を尊重したい自律尊重の原則と善行や無危害の原則との対立があったと思われる。

看取りの体制づくり
患者への看護に加え，看取ることができる介護・医療の体制を整え，緊急時の連絡体制や家族へのデスエデュケーションを行なう。

状況

専門看護師●これは痛そうですね。布団の種類を変えて，ここを洗ったり，薬を塗ってもよいですか。
W氏●何もしなくていい。
専門看護師●痛みが取れると思いますよ。
W氏●好きにすればいい。

そこで手早く陰部を洗い，温タオルで清拭すると，表情が和らいだように見えた。「明日も来ていいですか」と聞くと，「いいよ」との返答があった。

専門看護師●脱水がひどいので，点滴や治療で体が楽になるかもしれません。私は体を楽にするお手伝いをしたいです。
W氏●点滴はいらない。
専門看護師●点滴はおうちでできるし，2時間で終わりますよ。
W氏●（無言で首を横に振る）
専門看護師●わかりました。痛かったり，つらいときにお薬を飲んだりするのはよいですか？
W氏●好きにすればいい。
専門看護師●医師が定期的に来ることで，おうちで亡くなることも可能ですよ。
W氏●勝手に来ればいい。

W氏の疲労の様子に合わせ，ケアの合間に福祉用具の導入や療養について意向を聞き，提案をして合意を得る，という関わり方を繰り返した。

考えたこと
　本人の「痛みを取りたい」というニーズをきっかけに介入していく。看護への受け入れがよくなったタイミングで，大事な体制づくりの話し合いをしたい。本人の意向どおり，このまま医師の介入を拒めば必要な緩和ケアが十分にできない可能性があり，また，臨死期に家族の希望で救急搬送される可能性もある。本人の希望に沿った現実的な妥協策は訪問診療を受け入れ，在宅医に看取りを依頼することではないか（患者，家族，医師，看護師の意向の調整と合意形成）。
　本人が妥協できる医療の受け入れを模索する。本人の表情や様子を見ながら，押したり引いたりして合意ができるポイントを探る。「好きにすればいい」というぶっきらぼうな返事だが，W氏は「いやなことはいや」と言うので，彼なりの了解の言葉のようだ（互いに納得できる妥協点を探る）。

> **keyword　在宅死の制度上のルール**
> 　医師法第21条には異状死体等の届け出義務があり，医師法第20条では診察しないで死亡診断書などの診断書を作成することを禁止している。診療継続中の患者については医師が死亡確認し，死亡診断書を作成することができる。

状況
（妻に目を向けると）
妻●頑固なんです。夫が望むようにしてあげてください。
専門看護師●Wさんの望むように。自宅で最期まで。でもつらいこと，痛いことは減らせるようにお手伝いします。
W氏●（うんうんとうなずき，落涙しながら看護師の手を握る）
　妻には訪問終了時に，死期が近い現在の状況について説明すると，「やっぱりもうダメなんだと思っていました」と話すので，これからの身体の変化や困ったときの連絡手段，看取りの準備について話した。

考えたこと
　看取りには連絡体制づくりが重要である。実際に24時間見守っている家族が，いつでも相談対応が可能であるという安心感をもてるようにすることで，看取りが可能になると思われる。

看取りに向けた家族，訪問看護師間，医師との調整

状況　【初回訪問終了後】
　専門看護師が医師と電話で話したところ，「疾患は不明だが消化器の悪性腫瘍が疑わしい」との見解で死期が近いことを医師も感じていた。本人と妻の希望が強いため，在宅看取りの準備をすることを確認した。

考えたこと
　W氏の意向を訪問診療医が受け入れられるか，終末期にあるという判断をしているか確認をし，方針をすり合わせていく。

状況　【翌日，2回目の訪問時──妻と本人の意向のずれの調整】
　専門看護師が訪問する前に訪問診療があり，医師の勧めに妻が応じ，本人がいやがるなか，点滴がなされたという。本人が暴れていやがったため，すぐに治療は中止された

が，患者は妻と口をきくことを拒否している状態であった。

妻は専門看護師に自分の葛藤について話す。しかし，自分がどうしたいかについては言葉がなかなか出てこない様子であった。

専門看護師●奥さんがご主人の気持ちを大事にしたい一方で，生きていてほしいと望むことはとても自然なことですが，苦しいことでもあります。私も聴きますが，どなたか一緒に考えてくれる人はいますか？ 息子さんはお父さんの状態を知っているのでしょうか。

妻●息子は知らないけど，連絡したほうがよいかしら。

専門看護師●お父さんの状態と意向について知ったうえで協力してもらいましょう。私から説明してもいいです。

考えたこと：昨日は，妻と本人の意向にずれはないと思ったが，当然のことながら，妻の意向は揺れているようだ。本人の意向を尊重したい気持ちと，生きていてほしい気持ちがあるのだろう（家族の意向）。本人の望む生活を送るためには家族の協力と同意は必須であり，意向のずれを解消したい。
妻1人で考えることが困難ならば，息子に一緒に考えてもらうように促す。息子たちに伝えるなら，早くしないと死期が迫っている。

状況　翌々日，息子2人が家に来て，看護師・妻と話す。

息子●びっくりしたけど，お父さんの思うようにさせてほしい。父はこれまで人一倍健康に気を遣う健康オタクだった。努力家の父が言うならば，本当にもうダメなんだと思う。

妻●（急に話し始める）昔，おじいちゃんが家で亡くなったとき，すごく静かだったの（過去の看取り経験を取り留めもなく語る）。

専門看護師●ご主人にもそうであってほしいと？

妻●そう。きっとあの人も潮が引くみたいに逝くんだと思う。でも，今痛いって言っているのがかわいそう。

専門看護師●奥さんと一緒に痛いことや苦しいことを少なくできると思います。そうしませんか？

妻●そうしてあげたいです。自分でもどうしてあげたらよいのかよくわからなくなるけど，もう無理はさせたくない。

考えたこと：息子の意向を聴くことで，妻が気持ちをまとめる後押しになったようだ。とうとうと語り出したことが何を意味するのか推察し，時にそのまとめや代弁をする必要がある。

状況　【訪問終了後】
〈専門看護師による訪問看護師間の調整〉

専門看護師が事業所の訪問看護師全員と情報共有した際に，「病院で治療をすれば助かるのではないか」「本人の希望ならこのまま看取るべきか」という発言が聞かれた。そのため，看護師間で自由に話し合える場を設け，患者のQOLを中心に話し合いを重ねた。その結果，看護師としては「本人の拒否が強い限り，治療を行なうことは難しいため，残された時間を本人の望むように過ごせるようにする。看取る家族の負担が大きくなりすぎないようにする」という方針を立てた。

24 医療拒否の患者の意思を尊重し，皆が納得する尊厳ある死を迎えるための調整

考えたこと

当事業所の訪問看護師は，担当ケースでなくとも夜間や緊急時には対応することが求められるため，全員が状況を把握するようにしている。

看護師は，意思尊重の原則と無害の原則の間に，倫理的なジレンマを抱えているようだ。患者のQOLを中心にどのような選択があるか，その選択をした場合にどのようなことが起こるかを整理しながら話し合いを進め，ジレンマの緩和を図る。

医師と本人との意向が合わなくても，本人が望む緩和医療が受けられ，死亡診断書の作成をしてもらえるようにしたい。本人・家族・医師・看護師の妥協できる方針と目標を共有する。

状況　〈医師との調整〉

主治医に電話をし，患者・家族の意向を伝えたうえで，医師の方針の確認をした。

専門看護師●訪問看護師としては，残りの時間を本人の思うように穏やかに過ごさせてあげたいのです。先生も賛同してくれますか。

医師●医師としては助けられないのは悔しい。でも，しようがないね。あの人は頑固だから。

医師は，医師として本人の希望は受け入れがたいものの，治療を差し控え，必要な鎮痛剤などの処方を行なうこと，最後(死亡診断書の作成)まで請け負うことを了承した。

その後，W氏に死期が迫っていることを伝え，このままでよいかを確認したが，W氏は「それでいい」と終始穏やかであった。そして，初回訪問から10日後に妻と息子たちに看取られ自宅で亡くなった。

【引用・参考文献】
1）日本医師会：医師の職業倫理指針　改訂版．37-38，2008．
2）厚生労働省：終末期医療の決定プロセスに関するガイドライン．2007．
3）日本看護協会：看護業務基準(2006年度改訂版)．日本看護協会出版会，2007．

極意と秘訣

　W氏は意向がはっきりとしており，終始揺らぐことがなかった。3か月にわたり身体の症状に悩まされ，自分の死期を悟り，自分の最期の過ごし方を選択している。そこに関わる医療者としては，W氏に治療や延命，苦痛の緩和の提案はできるが，W氏の選択を否定することはできない。しかし，医療者は状況に合った治療・看護を提供する使命を負っているため，ジレンマが生じやすい。

　終末期において，本人の意向がはっきりと示される場合には，治療の差し控えや，本人の意向に沿った形で苦痛緩和に努めることが推奨される(医師の職業倫理指針)[1]が，W氏の場合はその前提となる「終末期にあること」ということの診断がなく，不確定な状況であった。しかし，医療者はその他の状況と身体の状態から臨終が迫っていることを判断し，準備をする必要がある。医療者がその判断をせず「検査をしていないからはっきりしたことがわからない」というのでは，的確な対応ができず，患者・家族に不利益を生むことになる。

　専門看護師は患者のQOLを中心に，身体の状態をしっかりと見極め，患者に提供できる医療・看護を提案し，選択した場合のメリットデメリットをわかりやすく示しながら，時には駆け引きをしてでも，患者を含めた関係者が納得できる療養のあり方を調整していく必要がある。特に本事例では，臨終までの時間が短いと判断し，多職種カンファレンスのような場を設けず，スピーディに合意に至るように調整をした。専門看護師がこのような調整をすることで，患者の意思を尊重したケアを提供する体制づくりができると考える。

COMMENT

　医療者は最善の医療を提供し，生命や生活の改善・向上をめざしたいという使命感をもっている。しかし，そのあまり時に患者・家族の本当のニーズ(魂?)に気づかないことがあるのかもしれない。今回の専門看護師は通常の形の療養ができない事例に対して，倫理的な配慮をしながら，ニーズに沿った適切な在宅療養を提供すべく，患者・家族に，そして医師に介入をしている。

　ここで取り上げられているのは，いわゆる米国型の四原則(自律尊重，無危害，恩恵，正義)であった。もちろん，生命倫理の原則も1つではないし(欧州型の四原則は自律，尊厳，不可侵性，弱さ)，何を基準にするかは実のところいろいろであり，原則のすべてが並び立つことは難しいことも多いのであるが，共通するところは「それぞれの立場に一理あること」を十分に認識しての判断である。

　本事例では，在宅医療の主役である患者について，その意思は一貫しているか，うつなどの病的な精神状態でないのかということを専門看護師は繰り返し確かめている。そして，在宅療養の準主役である家族の，「本人の意思を大切にしたいが，首に縄をつけてでも通常の診療を受けさせなくてほんとうによいのか」という懸念に対しても十分に支援をしている。そして通常の医療をすべきなのに，という医師の不全感あるいは不安にも専門職として対応している。

　さらに社会通念にも思いを致し，関わるすべてのメンバーが一応の納得を得られる方向への動きを，適切なスピードでつくり出している。距離の置き方がじつにすばらしい。

　次に同じような事例に携わっても，専門看護師はまたその事例ごとに適切なスピードをもちながら，初めの部分から考え始めて，その事例にふさわしい方向性を探っていくであろう。プロフェッショナルの専門看護師はそうなのだと思う。(大生)

終章　専門看護師の
　　　思考と実践の特徴

終章

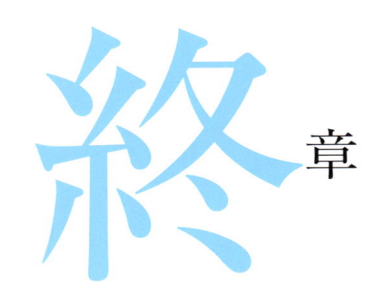

専門看護師の思考と実践の特徴

　わが国の多くの専門看護師(CNS)は，1996年に米国で提唱された「Hamric's model of Advanced practice nursing」[1]を参照しながら役割開発を行なっている。このハムリック・モデルにおける専門看護師は，大学院教育を修了し，認定を受けていることが証明でき，患者や家族への実践を行なっていることを中核とし，その中核を取り巻くコンピテンシーが多様な環境へ広がっていくことが示されている。

　ハムリック・モデルは抽象度が高く，また開発された米国と日本では専門看護師がおかれている状況も大きく異なることから，高度実践看護としての実践モデルがとらえにくい現状がある。したがって，わが国で看護師や医療スタッフ，さらに専門看護師をめざす大学院生らと共有するには限界があり，混乱が生じている。また，実践(直接実践)，相談，調整，倫理調整，教育，研究を専門看護師の役割として，日本看護協会は提示している[2]。しかし，これらの役割機能はそれぞれ独立して遂行されるといった誤解したイメージがあることも否めない。

　そのため，専門看護師はどのように高度な実践を行なっているのかを共有し，さらに，役割開発や教育を効果的に進めていくための専門看護師の実践モデルの開発が求められている。しかし一方で，変化の激しい医療現場において柔軟に役割を模索し，さまざまな環境要因のもとで，専門看護師として培った能力を開発しつつ実践している専門看護師の実践を概念化することは，専門看護師がまだ少数であることや活動現場の多様性，医療の変化の激しさからかなり難しいと言わざるを得ない。

専門看護師の臨床推論研究会では，さまざまな分野の専門看護師の実践事例を共有し，分析的に検討した。そこで，集積された事例の共通性と特徴を抽出し，「専門看護師の思考と実践」の概念化を行なった。

「専門看護師の思考と実践」の概念化のプロセス
概念化はどのように行なわれたか

　「豊かな看護の臨床知を，臨床推論という思考過程に載せて」検討してみようという企画がもたらされたのは 2011 年 3 月であった。しかも，医師の臨床推論の焼き直しではなく，看護の臨床推論を追究してみようということになり，記述力，説明力が卓越している専門看護師が招集されたのである。

　2011 年 4 月から開始された「専門看護師の臨床推論研究会」に参加することになった専門看護師は，急性・重症患者看護，がん看護，母性看護，精神看護，老人看護，慢性疾患看護，小児看護，在宅看護，家族支援の 9 領域で総勢 14 名である。

　定期的に開催された研究会では，担当専門看護師が自らが実践した事例を紹介した。この事例検討は一事例につき最低 2 回行なわれた。領域を超えて議論される内容は白熱した。専門看護師の説明力と記述力の限界まで，その追求がなされた。

　仕上がった事例は，専門看護師の看護の思考と実践の質的な差異を看護管理者に伝えることを目的として，雑誌『看護管理』(2012 年 1 月号～2014 年 1 月号) に 25 回にわたり「専門看護師の臨床推論」として連載した。2013 年 1 月号には，「CNS の卓説した思考と実践を振り返る」と題した座談会の内容が掲載された。

　ここでは，「CNS はケアの意味づけをしている」「CNS は共通して予測する力が優れている」「患者の自然治癒力を信じている」「個の実践ではなく周囲をまき込む力がある」「CNS は状況を丸ごとつかみ，草むらを分け入る」などといった感想が出された。この事例検討は，精神的なさらけ出しを余儀なくされ，それに耐えうる勇気を必要としたが，楽しい経験であったという意見もあった。

　これら多分野の専門看護師，臨床推論の専門家と看護管理の専門家による事例の討議(リフレクション)を通して，各専門看護師の実践やその実践を導いた思考に関わる要素の共通性が少しずつ見出されてきた。この討議では，実践を常時共有しているメンバーではなく，異なった活動現場や専門性をもつ参加者間での異質な問いと，看護としての意義(価値)についての問いが繰り返され，深められていった。

　このような事例の討議により抽出される要素は，繰り返し検討を重ねるごとに共通する内容やパターンが認識されるようになり，さらに，前に討議した内容に触発されて新たな事例が提示されるようになるといった相互作用により，さまざまな要素が蓄積されていった。当初は，事例の討議後に，その実践での極意やコツとしてまとめていた内容を，途中から可視化を進めるために要素を図式化して提示する試みも行なった。

最終的に 24 事例の検討を終了したところで，各事例を見直し，共通する思考のパターンや実践の特徴についての要素を抽出した。それらの要素について，メンバーの数人で洗練化の作業を繰り返した。専門看護師の事例は，一般化されない特殊なニーズや現象に対する取り組みであるため，当然のことながら複雑に展開している。その展開のなかで，思考と実践がほぼ同時に行なわれているかのように絡み合い，またその変化のなかで思考と実践もさらに瞬時に変化させ展開していくという特徴が見えてきた。そこで，事例から抽出する要素を専門看護師の思考と実践に絞り，その特徴を可視化することを目的に作業を進めた。

専門看護師の思考と実践の基盤には，専門看護師が備えるゆるぎない知識や専門分野への高いモティベーションがある。この基盤の上に，さまざまなプロセスが順不同に，そしてらせんのように重なっている。この複雑なプロセスは，予測やアウトカムを見越して計画的に事象を進めているプランニング・プロセス，実際に患者や関連するスタッフと関わるケアリング・プロセス，関連する人や組織に働きかけるコーディネーション・プロセス，そして自身の行為や状況の変化を振り返るリフレクション・プロセスから構成されている。

専門看護師の思考と実践

先の作業を経て抽出された構成要素の関連性を検討し，専門看護師の実践の特徴を示す「専門看護師の思考と実践」の概念図(図)を作成した。

専門看護師の思考と実践の基盤には，執着と冷徹さがある。これらを基盤として，専門看護師は，プランニング・プロセス，ケアリング・プロセス，コーディネーション・プロセスが相互に関連し，らせんのように絡み合いながら展開し，リフレクション・プロセスがこの 3 つのプロセス全体に浸透していく。

思考と実践の基盤

専門看護師の思考と実践には，論理的思考や客観的思考，各分野での専門的な治療や病態生理，さらに看護哲学に裏打ちされた現象や対象者へ接近していく姿勢が共通している。これらは，個々の専門看護師がもつ生来の好奇心や興味，関心とともに，大学院教育で培われた系統的な知識体系が影響している。

興味と関心

専門看護師は，専門分野の最新の知見に精通しているだけではなく，その領域でのトピックスへの興味や関心が極めて高く，よりよい患者アウトカムを導くために，さらに実践できることがあるとの確信を強くもっている。特に，対象者の価値観に沿って理解しようとする志向性や個人へのユニークな関心は，他の医療スタッフに全人的に対象者を理解することを促し，専門分野における効果的な対応方法を導いている。

図　専門看護師の思考と実践の概念図

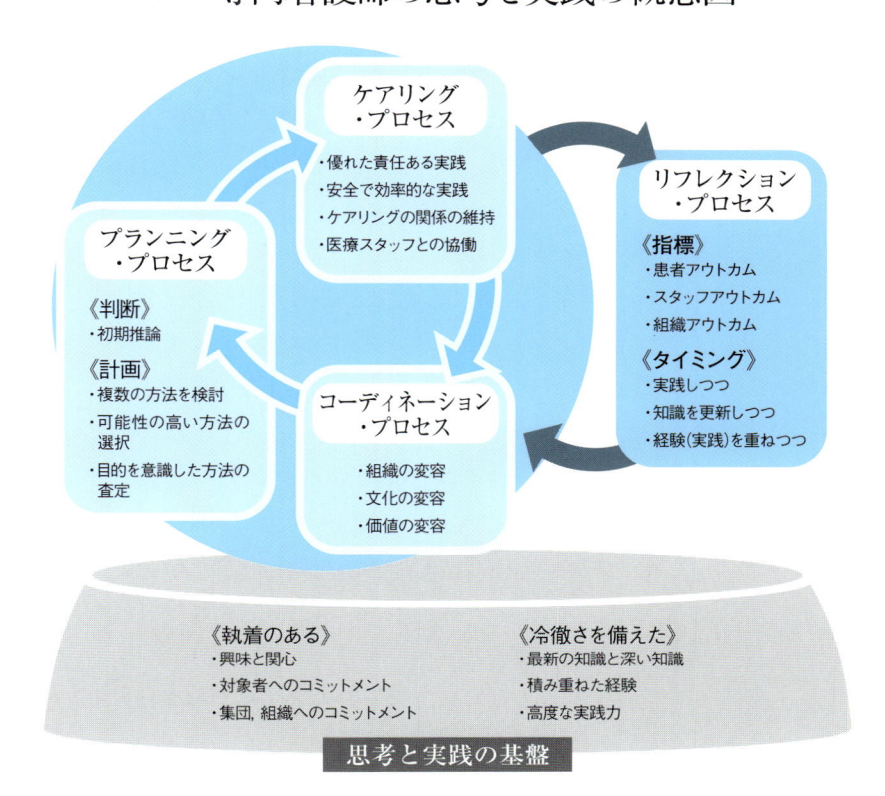

- ケアリング・プロセス
  - 優れた責任ある実践
  - 安全で効率的な実践
  - ケアリングの関係の維持
  - 医療スタッフとの協働

- プランニング・プロセス
  - 《判断》
    - 初期推論
  - 《計画》
    - 複数の方法を検討
    - 可能性の高い方法の選択
    - 目的を意識した方法の査定

- コーディネーション・プロセス
  - 組織の変容
  - 文化の変容
  - 価値の変容

- リフレクション・プロセス
  - 《指標》
    - 患者アウトカム
    - スタッフアウトカム
    - 組織アウトカム
  - 《タイミング》
    - 実践しつつ
    - 知識を更新しつつ
    - 経験(実践)を重ねつつ

思考と実践の基盤

- 《執着のある》
  - 興味と関心
  - 対象者へのコミットメント
  - 集団, 組織へのコミットメント

- 《冷徹さを備えた》
  - 最新の知識と深い知識
  - 積み重ねた経験
  - 高度な実践力

対象者へのコミットメント

　専門看護師は，患者のみでなく家族を含めた対象者の抱える問題点や不利益について洞察を止めない。そして，対象者のセルフケア能力を向上させたり，データから見て不可能と思われる終末期の旅行を実現させたり，対象者自身の力や尊厳を維持し擁護することへの努力を惜しまない。全人的な存在である対象者と家族とのダイナミズムを含む人間理解が，その原動力となっている。

集団, 組織へのコミットメント

　専門看護師の実践には，対象者だけでなく，対象者や専門看護師を含む集団や組織，看護の提供システムを認識し，変革を伴う必要がある。対象者の課題に向き合うとき，問題解決の方向性が，個に向かうのか，組織や集団へと向かうのか，状況に応じてマクロ的な見方とミクロ的な視点を連動させながら現象をとらえている。また，組織の一員としての役割を自覚し，チームメンバーとの協働の姿勢を失うことなく常に了解を得るための努力を惜しまず，チーム医療を促進している。
　このような専門看護師の志向は，高い自発性や自律性だけではなく，より良くできるという固い意志や執念をもって遂行されている。業務のなかで見逃しがちな対象者の声，表情，身なり，周囲の人との関係性などに執拗に着目し続ける能力は，ただ熱心

なだけではなく，看護学に裏打ちされた信念ともとらえることができる。対象者のアウトカムの向上をめざし，看護師や医療スタッフ，組織を巻き込み小さな変革を起こしながら進む実践は，既存の看護の役割に固執することなく解放され，自由である。このような専門看護師の姿勢は物事への建設的な執着が特徴である。

最新の知識と深い知識

　専門看護師には，常に最新の知見や動向に着目し，情報をキャッチし理解する能力が必要である。近年，医療情報の更新は加速している。特にIT化に伴い，情報量が増すなかで，情報リソースの適切性の判断や集積されている情報を適時に引き出す力が求められる。対象者より持ち込まれる情報についても鵜呑みにするのではなく，その情報の意味をエビデンスレベルに立ち返り判断する。最新かつ深い思慮の伴う知識は，現象への違和感や逸脱した状況をキャッチし，対象者にとっての益や不利益の判断につながり，プランニング・プロセスやケアリング・プロセス，コーディネーション・プロセス，さらにリフレクション・プロセスを起動する力となる。

積み重ねた経験

　一方で，看護において対応が必要となる現象は，エビデンスが確立されている現象ばかりではない。知識として構築される以前の現象への対応も必要である。まだ，対象者が発する意味づけが不確定だが重要なサインを逃さずとらえ，個別性のある課題なのか，一般化が必要な課題なのかも見極めていく。専門分野における経験の積み重ねは，新たなリサーチ・クエッションや変革の方向性の示唆ともなる。また，積み重ねた経験は，ベテランの直観ともいえるが，直観だけで満足せず，冷静に直観から知識体系につなげる力を備えている。

高度な実践力

　専門分野における知識や経験は，専門看護師を対象者のQOLに深く着目した個別性の高い実践力に導いていく要因となっている。専門看護師の専門分野における経験を重ねた看護技術には，患者にとって有用な医療情報の収集力や病の体験についての語りを促すためのコミュニケーション力，対象者を尊重しエンパワーするための教育力，時間の共有，タッチング，快適性を増すための生活援助力などが含まれている。このような統合された実践力は，専門的な知識に基づく査定と蓄積される経験により培われ，冷静な判断に裏打ちされている。

　エビデンスと経験知に基づく論理的思考や科学的思考が，専門看護師の思考と実践の基盤である。対象者の語りだけでなく，対象者自身も気づいていない文脈をとらえ，それらを客観的なデータや診断所見と統合して判断していく。文化的要素や個人の指向性も取り入れた分析は，思い込みや一方的な判断と受け取られがちであるが，専門看護師は，対象者の感情に流されがちな状況下でも冷静に，対象者と対象者を

取り巻く家族や医療スタッフなどの環境を統合して判断している。また，時には「不確かさ」といったとらえにくい状況をも判断要素としていた。

　このような専門看護師の思考や判断の傾向は冷徹でさえある。この冷徹さが，患者の状況に自ら巻き込まれながらも，専門性の高い冷静な判断の基盤となっている。

思考と実践のプロセス

　専門看護師の実践は，ほぼ同時に行なっているように見える思考と実践のプロセスの繰り返しである。専門看護師が関わることにより現象は変化し，変化した現象のアセスメントに基づき計画は変更される。また，無意識に行なっているように見える専門看護師の関わりは，実践(ケア)やコーディネーションであり，この関わりも時には秒きざみのアセスメントにより意図され変化している。

　このようなプランニング・プロセスとケアリング・プロセス，コーディネーション・プロセスは，常に相関しながららせん状のように進行している。そして，この3つのプロセス全体を客観的に認識し適切性を判断するリフレクション・プロセスがある。リフレクション・プロセスは，対応する現象に応じた指標があり，それをリフレクションするタイミングが分ごと，時間ごと，日ごとに設定され繰り返される。

　専門看護師の思考と実践の複雑なプロセスの展開は，動画的であり，3次元もしくはそれ以上の次元を備える現象である。複雑さを特徴とする専門看護師の思考と実践を概念図に表わすことには限界がある。しかし，概念図に表わすことで他者と共有し，発展に向けた取り組みにつながることを期待したい。

　以下に，それぞれのプロセスの内容について解説する。

プランニング・プロセス

　対象者のおかれている身体的，社会的状況，病態，診断治療，対象者を取り巻く家族ダイナミックスなどを判断し，関わりの早い段階から，アウトカムを見据えた計画の立案がプランニング・プロセスである。このプロセスは，専門性のあるアセスメントに基づき，求められるケアや教育，医療チームのコーディネーションの方向性を導く。対象者との関わりや看護師からの依頼をきっかけとして，最初の判断である初期推論を行ない専門看護師の思考と実践はスタートする。計画は，常に複数の可能性を視野に入れ，可能性の高い方法を選択することや，アウトカム(目的)を意識し，らせんのように絡まる思考と実践と他のプロセスとの整合性が保てるようアセスメントが繰り返される。継続するアセスメントは，リフレクションを系統的に行なう能力と関連している。それは，専門看護師の思考と実践の基盤に裏打ちされ，個々の対象者のアウトカムだけでなく組織や協働する看護師，そして組織のアウトカムを見据え，状況の変化に応じて常に思考を続けている。

ケアリング・プロセス

　専門看護師自身の直接的な関わり，看護師や医療スタッフを介する間接的な関わり

や協働，そして，看護師や医療スタッフを対象とした精神的なストレスや実践への自信をサポートするような関わりが，ケアリング・プロセスである。専門看護師の関わりの特徴は，思考と実践の基盤にある冷徹さを備えた知識や経験，実践力が影響し，責任や裁量の範囲，安全性や効率性，協働のバランスを意識していることである。専門看護師の関わりは，多様な対象者や協働者との関係性(コミュニケーション)を発展させ，協働する看護師の成長も促している。関わりながら対象者の情報を収集し，計画を修正する。さらに，関係者を巻き込んで行なわれる実践は人材や組織を変化させる。

コーディネーション・プロセス

目的の共有に向けた多職種間での話し合い，院内マニュアルの見直し，組織システムの変更など，対象者や医療スタッフ，そして組織への働きかけがコーディネーション・プロセスである。それは，チーム医療の推進と解釈することができる。よりよいチーム医療をめざした，交渉，スタッフや部署，機関の連携が促進される。このプロセスには，医療スタッフの視野を広め，能力の向上や組織文化の変容をもたらす取り組みも含まれている。関与する医療スタッフの特性を見極め，組織文化をキャッチする冷徹な知識と変化を意図する執着が基盤となる。

リフレクション・プロセス

リフレクション・プロセスは，らせんのように絡み合うプランニング・プロセス，ケアリング・プロセス，コーディネーション・プロセス全体に関与し，リフレクションのターゲットとなる《状況》や，リフレクションを行なう《タイミング》は，事例の展開や専門分野により特徴づけられる。このプロセスは，複雑に展開する先の3つのプロセスを客観的にとらえ，課題の解決や新たなアウトカムを実現するための意図の明確化に関わっている。また，このプロセスは思考と実践の積み重ねにより成長する専門看護師の能力の向上にもつながる。リフレクション・プロセスにより，専門看護師の思考と実践の基盤は強化される。

専門看護師の思考と実践は，執着と冷徹さを備えた思考態度を基盤として，プランニング・プロセス，ケアリング・プロセス，コーディネーション・プロセスが組み合わさり，それらの3つのプロセスにリフレクション・プロセスが関与しているという，ひとまずの仮説を提示した。

しかし，実践ではこれら4つのプロセスの構成要素が状況に投入される際，専門看護師の固有の判断があり，同時性がきわめて高いことが認識されている。それゆえ，この仮説は概念化の途上であり，今後さらなる検討を必要としているのである。

【引用・参考文献】
1）Spross J.A. (2014). Conceptualization of Advanced Practice Nursing.: Hamric A.B. & Hanson C.M., et al. ed., Advanced Practice Nursing: An Integrative Approach 5th ed. Philadelphia: Saunders Elsevier. 45.
2）日本看護協会．（1995）．日本看護協会専門看護師規則：
http://nintei.nurse.or.jp/nursing/qualification/cns ［2015年3月9日］

おわりに

　本書は，2010年夏にある編集者から，私宛に看護基礎教育における「臨床推論／論理的思考の教育」という書籍企画を相談されたことに始まる。私は聖路加看護大学(現聖路加国際大学)大学院で臨床推論を扱った授業を行なっており，どこかでこれを聞いての依頼であった。ご依頼をいただいて，「簡単な総論的な話はすぐにできそうだが，大切なのは事例‼」と考えた私は，以前よりいろいろとお世話になっている井部俊子学長に相談した。井部先生から，「看護の臨床推論」はタイムリーで先駆的であり，ナースプラクティショナー(NP)育成の議論も盛んな時期にたいへんよい着眼で，十分なニーズもある。対象は看護学生にせず，高度な教育を要する大学院生以上としてはどうかとのご示唆をいただいた。先生はさらに，事例の執筆について，新進の専門看護師である実践家を中心に声をかけてくださった。2011年2月頃，研究会をつくって勉強していくことになった。しかし，読者対象やコンセプトなどについての齟齬が参加者との間で明らかになり，一時的に暗礁に乗り上げそうになった。危ういところで，井部先生のご尽力で幸いにも医学書院にご相談する機会を得て，この企画が進行する運びになった。

　医学書院七尾清氏の温かいご理解および粘り強いご支援と，編集を適切におまとめいただいている医学書院看護出版部の早田智宏氏の敏腕がなければ，出発も継続もそしてこのような出版という着地にもならなかったであろう。まずは何をおいても，両氏に謝辞を捧げたい。

　研究会に提出された事例は，2年間医学書院の雑誌『看護管理』に連載され，その後，専門看護師の「臨床推論」の言語化，専門看護師のコンピテンシーへと議論

が進んでいる。そのいわば中間的成果物としての出版となった。

　当初から，「医師は診断や治療志向であるが，看護師は case-based, management-based」の対比を念頭に，事例での取り組みを研究会で発表し，その後質疑応答で発表者自身が，明確に言葉にできなかった，あるいは潜在意識にあるような「知」や「思考」を，参加者全体で振り返りつつ明示していった。連載が終了する頃から，全体的な見直しの作業を開始して，専門看護師の考え方やとらえ方，重視するものなどをプロセスやコンピテンシーとしてまとめの作業を進めた。連載が始まるときには，いつの日にか専門看護師の意欲ある医療実践を何とか言語化して，後進の方々の学習に役立てられるような取り組みができればよいと考えていたが，4年後の今，ある程度の総括・枠組みを現実に提示できるようになり，本当にうれしく思っている。

　この成果は，研究会メンバーの熱心な日々の取り組み，まとめの作業を行なった「起草委員会」メンバー三氏を中心とする，それこそ，冷徹と執着の両面を兼ね備えた推敲作業の賜物と思っている。もちろん，井部先生の硬軟交えた，素晴らしいリーダーシップがなければ何も始まらなかったことは間違いのないところである。

　この機会に掲載の24事例のうち，特に自分自身のコメントを改めて眺め直してみた。連載の初回では専門看護師が教科書的には用いないような指標，しかし個々の患者にあった，とても敏感な指標を用いているという急性期周術期のエキスパートナースが描かれた。その後も「正常」「自然」の営みの演出を妊婦・家族の心にも配慮しながら，適切に行なっている熟練したミッドワイフ，人間のもつ五感，あるいはそれ以上の多種の感覚モダリティを総動員して，患者に現実感覚をもたせていく急性精神看

護，トリックスター兼演出者として，臨機応変に成人教育を実践している在宅看護，ステレオタイプな思考や厳格な原則至上主義ではなく，現実に立脚し，何が重要かを第一に考慮する柔軟性をみせる慢性看護，人間の生とは？を多面的に考える小児看護……いろいろな分野の専門看護師の具体的な活動をお聞きして，そのケースケースの個別性・多様性を大切にした，また経験の，そしてエビデンスの巧みな取り入れに感じいった。

　また，ノンテクニカルスキルというべきか，患者や家族だけでなく，スタッフ看護師にも，さらには医師などの多職種の医療スタッフにも上手な距離感で臨む専門看護師……。学ぶところが本当に多かった。また，医師のプロフェッショナリズムについての検討作業に携わっている一人の医師としてたいへん参考になる教材であった。

　もちろん，医師のほうにも新しい動きもある。家族の問題や，複雑な健康問題，あるいは混沌とした健康問題にどう取り組んでいくか，特にプライマリケア分野で認識が高まっていることや，主に看護学で以前から盛んである質的研究についても関心が高まっていることを強調しておきたい。(http://www.ircme.m.u-tokyo.ac.jp/archives/3743)

　専門看護師が各事例で示した，知識・技能・態度は，すべて熟練した医療プロフェッショナルに望まれるものと思う。この連載で「プロフェッショナルとは何か」を2年間かけて展望させていただいたようなものと考えている。幸い，本書には序章と終章がある。これらを読み返すことにより，前後につけた井部先生と私のコメントも含めて，各事例の頭と心での理解や読者自身の未来の受け持ち事例へのさらなる展開の示唆をたくさんに得るに違いない。

おわりに

　本書が専門看護師をめざす看護師だけでなく，医師を含む多職種の医療スタッフあるいは学生に向けて簡単なマニュアルやアルゴリズムで取り扱えない問題に対して，どう向き合うか，その考え方，頭の中の表現型として参考にされることを強く望みたい。また，ご批判・ご意見もぜひお寄せいただきたい。

　関係各位に読まれ，多くの複雑な問題にも選択肢が増え，さらに理論化が進んでいくことにより，結果的に患者・家族のより良いケアを提供することにつながることを祈念している。

　最後に井部先生はこの書籍を思考と実践の事例集としてとらえ，今後に向け，理論化，枠組みのさらなる言語化に精力的に取り組み，その成果としての，さらに洗練された「臨床推論」を提示できる続編の制作を目論んでおられる。現メンバーの勉強はこれからも続きそうだ。読者各位もぜひ期待していただきたい。

　　桜前線がすでに関東を過ぎ，生まれ故郷の北海道に近づく頃に　　　　大生定義